≫ 专家解百病系列丛书

图说妇科炎症

总主编　张清华
主　编　叶凤萍　邱　俊

中国健康传媒集团
中国医药科技出版社

内 容 提 要

　　本书为《专家解百病系列丛书》医学科普系列之一，聚焦了妇科炎症的防治话题，深度剖析，以通俗易懂的语言，全面介绍了妇科炎症的病因、症状、诊断与鉴别诊断、治疗及预防保健。全书内容科学、权威、针对性强，且配有大量插图，通俗易懂、可读性好，对读者了解相关病常识、有效就医、科学家庭护理保健等有非常好的实际指导作用，可为妇科炎症患者及其家属提供寻医问病的实用指南。

图书在版编目（CIP）数据

　　图说妇科炎症 / 叶凤萍，邱俊主编. —北京：中国医药科技出版社，2019.8
（专家解百病系列丛书）

　　ISBN 978-7-5214-1162-1

　　Ⅰ. ①图… 　Ⅱ. ①叶… ②邱… 　Ⅲ. ①妇科病–炎症–防治–图解　Ⅳ. ①R711.3–64

　　中国版本图书馆 CIP 数据核字（2019）第 081995 号

美术编辑　陈君杞
版式设计　易维鑫

出版	**中国健康传媒集团** | 中国医药科技出版社
地址	北京市海淀区文慧园北路甲 22 号
邮编	100082
电话	发行：010–62227427　邮购：010–62236938
网址	www.cmstp.com
规格	710×1000mm　¹⁄₁₆
印张	14
字数	219 千字
版次	2019 年 8 月第 1 版
印次	2019 年 8 月第 1 次印刷
印刷	三河市国英印务有限公司
经销	全国各地新华书店
书号	ISBN 978-7-5214-1162-1
定价	**38.00 元**

获取新书信息、投稿、为图书纠错，请扫码联系我们。

编委会

前 言 | Preface

　　自古以来就有"十女九炎"之说，妇科炎症与女性的关系"密切"，可谓是"挥之不去的烦恼"。而绝大多数女性对妇科炎症并不重视。据有关数据统计，90%女性饱受妇科炎症的痛苦。其中 70%的人选择"能忍就忍"；30%的女性迷信"洗洗更健康"；10%的女性接受不正当的治疗。作为妇科医师，我们必须提醒，女性要充分提高对妇科炎症的认识，正确对待妇科炎症，抱无所谓的态度对待炎症是不可行的，要知道有些炎症是导致女性不孕的罪魁祸首，有的炎症迁延不愈可能导致癌变。

　　本书共四篇，包括常识篇、病因篇、诊断与治疗篇、预防与保健篇。针对常见妇科炎症如盆腔炎、子宫内膜炎、宫颈炎等，从症状、发病机制、治疗，通过案例的形式进行深入浅出地阐述。古人云"三分治疗，七分调养"，即强调患者要加强自身的康复和调理，从心理、饮食及运动等方面综合调理妇科炎症，以便早日康复。作者在编写本书过程中，参考了大量国内外资料文献，因篇幅所限没有一一列出，在此深表感谢！

　　书中疏漏之处在所难免，请读者多提宝贵意见。

编　者

2019 年 6 月

目 录 | Contents

病 因 篇

诊断与治疗篇

预防与保健篇

常 识 篇

1. 女性生殖器官的结构和功能

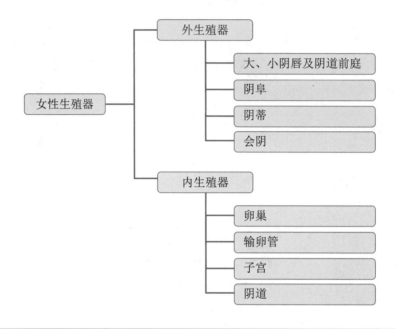

| 女性生殖器官 | 外生殖器 | 大、小阴唇及阴道前庭 | 女性外阴（外生殖器叫外阴）最外侧的皮肤形成一对皱襞，为大阴唇。大阴唇靠近两股内侧，为一对纵长而隆起的皮肤皱襞，前端与阴阜相连，后端逐渐变薄与会阴相连。一般在 10 岁以后，在阴阜开始隆起的同时，大阴唇开始丰满且有色素沉着，并向内遮掩小阴唇，青春期后长有阴毛。皮层内含有大量的脂肪组织和弹性纤维，并含有丰富的静脉血管、淋巴管和神经，损伤后易引起出血和血肿。每侧大阴唇的基底部都有腺体组织，性兴奋时因充血而变得更为柔软、胀大，且从中线向外张开，暴露阴道口，便于性交。未婚女子的两侧大阴唇自然合拢，遮盖阴道口及尿道口，起保护作用。大阴唇内侧有一对小阴唇，为一对较薄的皮肤皱襞，两侧小阴唇向前融合包绕阴蒂，内侧面呈淡红色小阴唇也含有丰富的神经末梢，极其敏感，平时合拢，关闭阴道口及尿道口，性兴奋时充血、分开并增大，增加阴道的有效长度。两侧小阴唇之间的凹陷部分，叫阴道前庭。阴道前庭的前半部有尿道开口，后半部有阴道开口，在阴道口处有一层膜称处女膜，膜的中央有小孔，孔的形态、大小和膜的厚薄因人而异，初次性生活时，处女膜往往破裂，可伴有少 |

女性生殖器官	外生殖器	大、小阴唇及阴道前庭	量出血和疼痛感觉，但也有例外者，不破裂或早已破裂。阴道口的两侧有前庭大腺，又称巴氏腺。如黄豆般大小，左右各一个，性兴奋时，它可分泌淡黄色液体润滑阴道。如有感染时则肿大
		阴阜	在耻骨联合前方，位于女性前腹壁的最低部分，为一隆起的脂肪垫，有肥厚的皮下脂肪。青春期开始后，阴阜皮肤上长出阴毛，阴毛的分布大多呈尖端向下的倒三角形，是女子的第二性征之一。但阴毛的疏密、粗细和色泽因人或种族而异，甚至有无阴毛者，一般不能视为病态
		阴蒂	在阴道前庭的前端，两侧小阴唇之间，是一种海绵体组织，富含神经末梢。这是最重要的性感应区，对此器官进行爱抚会引起强烈的性反应
		会阴	阴道与肛门的中间部分为会阴
	内生殖器	卵巢	呈扁椭圆形结构，左右各一，位于盆腔内子宫的两侧。扁椭圆形结构，其大小随年龄而不同。性成熟期最大，其后随月经停止而逐渐萎缩，成人卵巢大如拇指末节。卵巢的主要功能是产生卵子和分泌女性激素（雌激素、孕激素）。卵子的成熟呈周期性。在一个月经周期中，卵巢内常有几个至十几个卵泡同时发育，但一般只有一个发育成熟为卵子。随着卵泡的成熟，卵巢壁有一部分变薄而突出，排卵时卵泡就从这里破裂排出卵子进入输卵管。在一般情况下，女子自青春期起，每隔 28 天排卵一次，每次通常只排出一个卵，排卵一般是在两次月经中间，即下一次月经前的第 14 天左右。女子一生中有 400～500 个卵泡发育成为成熟的卵子。卵巢产生的雌激素的主要作用是：促进女性生殖器官发育及功能活动，并激发第二性征的出现，突出女性体态，如皮肤细嫩、皮下脂肪丰满、乳房隆起、臀部宽阔等。卵巢分泌的孕激素（又称孕酮、黄体酮）能保证受精卵在子宫"着床"，并维持妊娠的全过程

女性生殖器官	内生殖器	输卵管	连于子宫底两侧是输送卵子进入子宫的弯曲管道，长 10～12cm，管的末端开口于腹膜腔，开口的游离缘有许多指状突起，称为输卵管伞，覆盖于卵巢表面。近子宫端较细部分称为峡部，外侧扩大部分称为壶腹部（为卵子受精部位）。输卵管管壁亦由黏膜、肌层及外膜三层组成。黏膜上皮为单层柱状纤毛上皮。纤毛具有摆动功能。肌层的蠕动及纤毛的摆动有助于受精卵进入子宫腔内
		子宫	子宫位于骨盆腔内，在膀胱与直肠之间，形状似倒置的梨子，前后略扁。上端宽大，高出输卵管内口的部分称子宫底，中间膨大部分为子宫体，下端变细呈圆柱形为子宫颈，其末端突入阴道内。子宫体与子宫颈之间稍细部分叫子宫峡部。子宫体内有一个三角形腔隙，称子宫腔，腔的上部与输卵管相通，下部与子宫颈管相通。子宫壁的结构：子宫壁很厚，共分三层，由外向内为外膜、肌层和内膜。内膜内管状腺体称为子宫腺。固有膜中有丰富的小血管和淋巴管。肌层由纵横交错排列的平滑肌所组成，其中有血管贯穿其间。此层尚具有很大的伸展性，如妊娠时平滑肌细胞体积增大，以适应妊娠需要。分娩时，子宫平滑肌节律性收缩成为胎儿娩出的动力。由于它的收缩，还可压迫血管，制止产后出血。浆膜由单层扁平上皮和结缔组织构成
		阴道	介于膀胱、尿道和直肠之间，为女性性交的器官，也是月经流出和胎儿娩出的通道，是一个富有伸展性的管状器官，阴道为肌性管道，长 6～8cm。阴道前壁紧贴膀胱和尿道，后壁与直肠相邻。阴道上端包绕子宫颈的下部，二者间形成环形凹陷叫阴道穹窿。阴道后穹窿较深。阴道下部开口于阴道前庭。正常情况下，阴道黏膜呈粉红色，能渗出少量液体，与子宫的一些分泌物共同构成"白带"，以保持阴道湿润；同时因为其呈弱酸性，可以防止致病细菌在阴道内繁殖，所以阴道具有自净作用。但在幼女及绝经后的妇女由于缺乏雌激素，阴道黏膜上皮甚薄，皱襞少且伸展性小，不仅容易损伤，而且由于缺乏自净作用，致使病菌一旦侵入则易繁殖而发生感染。阴道壁有丰富的血管，受伤后容易出血或形成血肿。性生活时，阴道壁血管高度充盈，渗出液体，滑润阴道，避免损伤
	结语		上述组织器官各司其职，使妇女得以具有性欲、性交、孕育胎儿及分娩功能的基本条件，从而使人类得以世代繁衍不衰

2. 女性生殖器官的两大自然防御系统是什么

```
两大自然防御系统
    ├─ 解剖结构上的机械屏障作用
    └─ 生理功能上的菌群和碱性防御感染
```

两大自然防御系统	解剖结构上的自然防御能力	机械屏障作用：正常情况下，女性的生殖道内分泌物如白带、宫颈黏液和经血等可以顺畅地从子宫、宫颈、阴道向体外排出，而体外微生物则不易进入体内，这是因为女性的外阴两侧大小阴唇呈自然合拢状态，像两扇关闭的大门一样将阴道口和尿道口遮掩住。其次由于盆底肌肉群的作用，使阴道前后壁紧紧相贴。此外宫颈管分泌黏液形成黏液栓，堵住宫颈管的通道，宫颈内口平时也处于紧闭状态，在一定程度上阻碍异物与不洁物的侵入，这样三道城墙严密把手，将微生物拒之门外
		特殊的阴道上皮细胞：该细胞在卵巢周期性分泌激素的影响下增生变厚，抵抗力增强
		月经：卵巢周期性分泌的激素使子宫内膜周期性脱落，产生一月一次的月经，随着子宫内膜的剥脱和经血的排出，原有的子宫内膜脱落，新的内膜又长出，这样的环境不利于病原菌扎根及繁殖
		纤毛：输卵管黏膜上皮含有大量的类似软刷子一样的纤毛，这些纤毛可以向宫腔方向摆动，使输卵管管腔内的分泌物排入宫腔、宫颈、阴道，也起到清除异物、保持清洁的作用
	生理功能上的自然防御能力	正常女性阴道中寄居大量乳酸菌，阴道上皮细胞内含有丰富的糖原，在阴道乳酸菌的作用下分解为乳酸，维持阴道正常的酸性环境，从而抑制了阴道内致病菌的生长繁殖。而宫颈管内的黏液为碱性，又抑制了嗜酸性细菌的生长，这两个方面对防止女性生殖道的感染都有很重要意义
结语		女性生殖器官具有以上两大自然防御系统，在正常情况下，它们有效地保护了女性生殖系统的健康

3. 女性阴道染病的原因

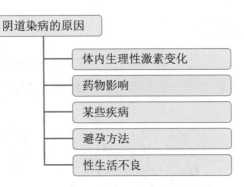

女性阴道染病的原因	体内生理性激素变化	月经前后，雌激素水平下降，这时阴道内的酸碱度会从正常弱酸性向碱性转化，有利于许多细菌繁殖生长。此外，妊娠期，体内雌激素水平明显升高，此时阴道内高雌激素状态又适合一些真菌、加特纳菌及厌氧菌等繁殖生长。所以妊娠妇女较容易得霉菌性阴道炎、细菌性阴道病等疾病
	药物影响	长期应用广谱抗生素，会杀灭产生过氧化氢的乳酸菌，导致真菌的快速生长；长期使用免疫抑制剂同样会降低阴道内免疫能力，导致生殖道内一些毒力较低的病原体生长繁殖致病
	某些疾病	患糖尿病的女性更容易并发霉菌性阴道炎，这是因为糖尿病患者的阴道上皮细胞内的糖原超过了正常水平，使阴道的酸度增加，促使真菌繁殖，从而诱发霉菌性阴道炎，引起白带增多、外阴瘙痒等症状。此外，糖尿病患者所排出带糖的尿刺激外阴部，因而也容易发生外阴炎；同时带糖的尿容易引起霉菌感染，并使霉菌加速繁殖，从而加重了外阴炎
	避孕方法	一些杀灭精子的避孕药或薄膜，在对精子起杀灭作用的同时，也会对阴道内乳酸菌产生毒性作用，使其产生的过氧化氢减少，则有利于阴道内细菌生长。放置某些宫内节育器，尤其是带有尾丝的节育器，容易使宫颈管内厌氧菌数量增加
	性生活不良	性伴侣过多、性生活过度频繁、性伴侣有性传播疾病，往往会扰乱阴道内环境的平衡状态，尤其是一些性传播疾病，如淋病、沙眼衣原体、人乳头状瘤病毒等长驱直入从而致病
结语		如果发生了这些情况，女性阴道就会打乱原有的自然平衡状态，从而发生炎症

4. 何为白带，正常白带是什么样子的

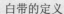

白带的定义
- 阴道及阴道口稍有黏性而不稠的分泌物
- 白带有湿润和自净作用
- 正常白带白色、透明、无异味

白带的定义	白带的正常状态	健康妇女，阴道及阴道口经常有些无色、稍有黏性而不稠的分泌物，这就是白带。幼女的生殖器官未发育，阴道一般无分泌物。青春期后，卵巢逐渐发育，分泌雌激素，雌激素可刺激阴道上皮细胞产生分泌物，从而有白带排出。白带是由许多组织分泌的液体共同组成的，它包括尿道旁腺、前庭大腺、子宫颈腺体及子宫内膜腺体分泌的黏液，阴道内毛细血管和淋巴管的渗出液。混合后的黏液中含有阴道上皮的脱落细胞、少量白细胞及阴道细菌。另外白带中含有乳酸菌，它可分解阴道上皮细胞中的糖原而产生乳酸，使阴道呈酸性环境，而不利于细菌的生长繁殖，这就是阴道的自净作用
	白带的作用	由于骨盆底肌肉的作用，女性阴道口闭合，前后壁紧贴。白带中的水分使女性的阴道处于湿润状态，这种湿润环境能减少阴道前后壁之间的摩擦，保护阴道壁不受损伤。同时，这种湿润状态使妇女的阴道润滑并富有弹性，有利于提高性生活的质量
		白带中含有丰富的糖原，糖原在阴道乳酸菌的作用下，产生大量乳酸，使女性的阴道呈酸性（ pH 4～5），能抑制各类致病菌的生长。这种天然的生理效应称为阴道自净作用。这些菌群形成一种正常的生态平衡。但是，当人体免疫力低下、内分泌激素发生变化，或外来因素如组织损伤、性交，破坏了阴道的生态平衡时，这些常住的菌群会变成致病菌，冲破阴道屏障而引起感染

白带的定义	白带的作用	精子进入女性的生殖道后，很快就遇上了第一个障碍——宫颈口。在非排卵期，妇女的宫颈口很小，其分泌物也很黏稠，像栓子一样堵在宫颈口中，此时即使有精子到此，也不能穿越宫颈口进入子宫。而在排卵期，女性的宫颈口略张开，产生又稀又多的宫颈黏液（白带），精子就能穿过宫颈内口，游入子宫
	正常白带的形态	正常白带是由前庭大腺、子宫颈腺体、子宫内膜的分泌物和阴道黏膜的渗出液、脱落的阴道上皮细胞混合而成，是白色、透明、带有黏性和无臭的液体。性行为过程中，白带会增多，对阴道有润滑作用，便于进行性生活；月经中期白带增多，稀薄透明，排卵后白带又变黏稠，浑浊而量少；经前及孕期白带均会有所增多
结语		白带为阴道及阴道口稍有黏性而不稠的分泌物。白带具有保护阴道壁不受损伤、提高性生活质量和阴道自净作用

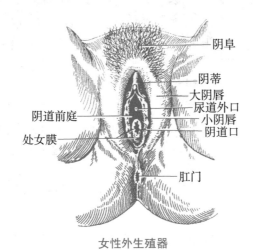

女性外生殖器

5. 不同时期的白带有何区别

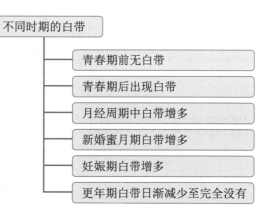

不同时期的白带	青春期前	这个时期的女孩一般是没有白带的，因为白带的形成与雌激素密切相关
	青春期后	卵巢开始发育，并分泌雌激素，以促进生殖器官的发育，这时白带出现了
	月经周期中	由于雌激素的分泌时多时少，白带的质和量也跟着有所变化。一般在两次月经中间（相当于排卵期）雌激素的分泌达到高峰，过多的雌激素刺激子宫颈腺体分泌更多的黏液，所以这时的白带量多、透明，像蛋清样具有黏性并能拉成丝状，外阴部有湿润感。此时，白带的增加使阴道的酸性减低，有利于精子保存生命力并且顺利通过阴道。排卵后，孕激素增加，并抑制宫颈黏液的分泌，此时白带量少、稠厚。在月经来潮的前后几天内，因盆腔充血，阴道渗出液增多，白带也稍多，因为内含较多的脱落细胞，所以白带浑浊。另外，在怀孕后、性兴奋时和性交后，白带也增多。育龄妇女月经来潮前，白带显著增多
	新婚蜜月期	白带分泌的多寡与月经周期和性意念、性活动息息相关。女性在新婚蜜月，性生活频繁，自然激发白带分泌增多
	妊娠期	妊娠期妇女暂时停经，但白带反而增多。这是由于女性体内雌激素的作用，子宫颈和阴道壁里的水分和血管里的血液比平时增多，白带也自然增多

不同时期的白带	更年期	绝经后，由于卵巢功能衰退，女性体内缺少雌激素，生殖器官萎缩，白带的分泌逐渐变得稀少淡薄，阴道会日渐干燥甚至完全没有白带
结语		不同时期的白带有不同的表现和特征

6. 白带异常都有哪些表现

异常表现	黄或黄脓样	白带的颜色变黄或黄脓样，或黄色泡沫状，并有异味
	白色乳凝状	白带呈白色乳凝状或豆渣样
	脓血样	白带呈脓血样，伴有臭味
	红色血丝带	毛赤带或粉红色血丝带
	稀薄，如水样	白带多而稀薄，如水样，经常湿透内裤；或伴有黄色白带和腥臭味
结语		当白带出现这些情况时就有可能属于异常情况，提示可能患有阴道炎、宫颈炎、盆腔炎、性病或生殖器肿瘤，应尽早去医院检查和治疗

7. 什么是妇科炎症

| 妇科炎症 | 外阴、前庭大腺、阴道、宫颈、子宫体、输卵管、卵巢及盆腔腹膜 | 致病菌侵袭感染致病 |

主要分类	外阴炎	外阴炎是由于病原体侵犯或受到各种不良刺激引起的外阴发炎，可独立存在，更多时与阴道炎、泌尿系疾病、肛门直肠疾病或全身性疾病并发，或为某些外阴疾病病变过程中的表现之一
	阴道炎	阴道炎即阴道炎症。正常健康妇女阴道由于解剖组织的特点对病原体的侵入有自然防御功能。如阴道口的闭合，阴道前后壁紧贴，阴道上皮细胞在雌激素影响下的增生和表层细胞角化，阴道酸碱度保持平衡，使适应碱性的病原体的繁殖受到抑制，而颈管黏液呈碱性。当阴道的自然防御功能受到破坏时，病原体易于侵入，导致阴道炎症
	宫颈炎	宫颈炎是育龄妇女的常见病，有急性和慢性两种急性宫颈炎常与急性子宫内膜炎或急性阴道炎同时存在，但以慢性宫颈炎多见。主要表现为白带增多，呈黏稠的黏液或脓性黏液，有时可伴有血丝或夹有血丝
	子宫内膜炎	子宫内膜炎是各种原因引起的子宫内膜结构发生炎性改变。宫腔有良好的引流条件及周期性内膜剥脱，使炎症极少机会长期停留于子宫内膜，但若急性期炎症治疗不彻底，或经常存在感染源，则可反复发作
	盆腔炎	盆腔炎是指女性盆腔生殖器官、子宫周围的结缔组织及盆腔腹膜的炎症
	卵巢囊肿	卵巢肿瘤是女性生殖器常见肿瘤，有各种不同的性质和形态，例如：一侧性或双侧性、囊性或实性、良性或恶性，其中以囊性多见，有一定的恶性比例
结语		女性生殖器官，包括外阴、前庭大腺、阴道、宫颈、子宫体、输卵管、卵巢及盆腔腹膜，在受到各种致病菌侵袭感染后发生的炎症，统称妇科炎症

8. 妇科炎症是怎么得的

妇科炎症常见病因

　　生理原因：比较脆弱易于受到病菌侵袭，易于
接触病菌，且适宜病菌生长

　　病理原因：不注意卫生、术后、损伤均易致病

妇科炎症常见病因	生理原因	①女性外阴部位皮肤非常娇嫩，皮肤汗腺丰富，皱褶多，隐蔽不暴露，透气性差，最容易被病菌攻击。 ②女性生殖器、腹腔与外界是相通的,病菌可由阴道进入子宫。 ③阴道内有大量乳酸菌，可分解糖原产生乳酸，使阴道内呈酸性环境，不利于有害菌的生长，但在局部抵抗力下降时，有些病菌和病原体就会乘虚而入。 ④阴道口与尿道口、肛门邻近，受到尿液、粪便的污染，容易滋生病菌。 ⑤由于月经、妊娠等原因，子宫颈长期浸泡于刺激性的分泌物中，上皮脱落，容易导致宫颈内膜褶皱以及腺体内多种病原体潜藏其中
	病理原因	①经期不注意卫生：使用不洁卫生垫，经期性生活等。 ②宫腔手术操作消毒不严。 ③人流、分娩等妇科手术对宫颈及阴道造成损伤，引发感染。 ④女性外阴和阴部黏膜是参与性活动的重要器官,性生活会对局部组织产生损伤或交叉感染
结语		妇科炎症是妇科疾病中发生率最高的一种。这是由女性生理与解剖结构的特殊性决定的，使女性脆弱的生殖系统成为一生中的"多事"地带，也是许多全身性疾病的"发源地"

9. 常见妇科炎症都有哪些症状

常见妇科炎症的临床表现	分泌物增多	阴道分泌物增多，色黄脓、泡沫样、豆渣样，病情严重时尚可混有血丝，有异常气味
	瘙痒	外阴阴道瘙痒、烧灼感和疼痛，在活动、性交和排尿后加重
	尿频	伴尿频、尿急、尿痛
	下腹下坠感	下腹或腰骶部经常出现疼痛或下坠感，常于月经期、排便、性交时、劳累后加重，伴全身乏力
	月经不调	月经不调和不孕
	严重症状	病情严重者，可发生高热、恶心、呕吐、腹泻、腹胀、精神萎靡、嗜睡等。此时炎症已扩散，严重威胁妇女生命
结语		正常生育年龄的女性有一定数量的阴道分泌物，但分泌物清亮、透明、无味，不会引起外阴刺激症状。如果出现这些情况，可能是患有妇科炎症，则有必要去医院检查一下

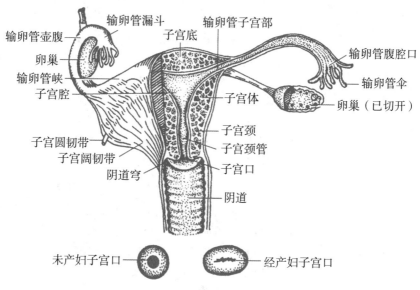

女性内生殖器（前面观）

10. 经常下腹隐痛是得了妇科炎症吗

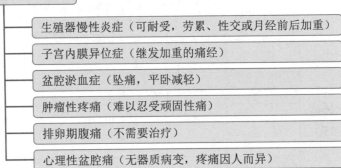

经常下腹疼痛的可能原因	生殖器慢性炎症	疼痛是慢性盆腔炎的主要表现，长期出现下腹部坠胀痛及腰骶部酸痛，并于劳累、性交后或月经前后加重。由于盆腔淤血，患病女性可有白带增多，卵巢功能损害时可伴月经失调，输卵管粘连阻塞时常伴不孕。全身表现可有低热、疲乏无力，部分女性因长期下腹不适或腰骶疼痛而有神经衰弱症状，如精神萎靡、食欲不振、周身不适、面黄无华、消瘦、失眠等
	子宫内膜异位症	典型症状为继发性逐渐加重的痛经，疼痛为周期性发作。但也有部分子宫内膜异位症患者的疼痛类似于慢性盆腔炎，有时光凭借疼痛症状很难把两者鉴别开来。表现为非经期下腹有隐痛而行经前后加重，往往伴有性交疼痛，这是由于性交时阴茎反复抽动对宫颈后壁及韧带处异位结节的冲撞所致。此外，常伴有不孕及月经失调。子宫腺肌症与子宫内膜异位症一样，出现继发性痛经，并常伴以月经过多
	盆腔淤血症	又称盆腔静脉曲张症。由慢性盆腔淤血所致。主要症状为下腹部坠痛，平卧时减轻。此外，常伴以腰骶部疼痛、月经过多及白带增加。下腹及腰骶部疼痛于性交后加重。由于性交时疼痛，次日下腹痛、腰痛、白带增多等症状明显加重，因而产生对性生活厌烦的情绪

经常下腹疼痛的可能原因	肿瘤性疼痛	妇科恶性肿瘤发展到晚期时，可出现难以忍受的顽固性疼痛。下腹疼痛常伴有腰骶部疼痛，且疼痛常放射到下肢。产生疼痛的原因主要是由于盆腔神经受到癌肿浸润或压迫
	排卵期腹痛	有些妇女在月经中期会出现一侧下腹轻微疼痛，有时只有隐隐约约的不适，也有极少数女性疼痛会十分明显。通常疼痛持续1～2天后会自行消失，这种痛称为"排卵痛"，一般不需特殊治疗
	心理性盆腔痛	慢性反复发作的下腹疼痛而找不出器质性病变，可能是心理性盆腔痛。有人认为心理性盆腔痛是一种躯体转换反应，即将某种被压抑的情绪转变为躯体症状，以缓解心理矛盾；也有人因性行为方面有过精神创伤，而对性产生恐惧，出现性交疼痛，进而发展为盆腔痛。患者的主诉内容较多，主要为腰酸背痛及盆腔痛，疼痛程度与部位因人而异
结语		别小看腹痛，腹痛是相当常见的临床症状，其牵涉范围广、性质复杂，有的病因可能十分轻微，有的却是严重疾病

11. 妇科炎症需要到医院做哪些检查

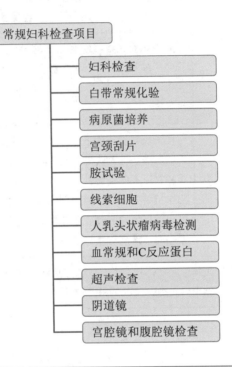

常规妇科检查项目
- 妇科检查
- 白带常规化验
- 病原菌培养
- 宫颈刮片
- 胺试验
- 线索细胞
- 人乳头状瘤病毒检测
- 血常规和C反应蛋白
- 超声检查
- 阴道镜
- 宫腔镜和腹腔镜检查

常规妇科检查项目	妇科检查	首先必须做详细的妇科检查，观察外阴部有无红肿、溃疡、皮炎、尖锐湿疣之类，其次通过阴道镜看看有无红肿、溃疡、赘生物，阴道分泌物的颜色、量和气味。宫颈检查要了解宫颈有没有炎症、糜烂等。双合诊或三合诊检查宫颈有无举痛，子宫的大小、形态以及子宫的位置、活动度是否正常，有无压痛。再检查附件大小、形态、活动度、有无包块、压痛
	白带常规化验	了解白带中有无滴虫、念珠菌、加特纳菌及白细胞的数量
	病原菌培养	可做一般细菌培养，包括葡萄球菌、链球菌、大肠埃希菌等，还可做念球菌、淋病双球菌、支原体、衣原体等病原菌培养
	宫颈刮片	是筛查早期宫颈癌的重要方法，故又称"防癌涂片"。目前临床常用巴氏 5 级分类法。巴氏 Ⅰ 级：正常；巴氏 Ⅱ 级：炎症，指个别细胞核异质明显，但不支持恶性；巴氏 Ⅲ 级：可疑癌；巴氏 Ⅳ 级：重度可疑癌；巴氏 Ⅴ 级：癌

	胺试验	患细菌性阴道病的白带可发出鱼腥味，它是由存在于白带中的胺通过氢氧化钾碱化后挥发出来所致
	线索细胞	细菌性阴道炎患者有许多杆菌凝聚在阴道上皮细胞边缘，在悬滴涂片中见到阴道上皮细胞边缘呈颗粒状或点画状致使模糊不清者即为线索细胞，它是细菌性阴道病的最敏感、最特异的征象
常规妇科检查项目	人乳头状瘤病毒检测	应及早发现和治疗阴道和宫颈的人乳头状瘤病毒感染
	血常规和C反应蛋白	急性炎症时白细胞和中性粒细胞可升高，C反应蛋白升高。贫血者可伴有红细胞和血红蛋白下降
	超声检查	一般的内外生殖器炎症超声通常是无法判断的，除非有盆腔炎性包块，超声检查的目的是为了排除卵巢肿瘤、子宫肿瘤等疾病
	阴道镜	阴道镜检查主要用于观察下生殖道的子宫颈、阴道和外阴病变。由于阴道镜可将病灶放大 10～40 倍，借以观察肉眼看不到较微小的病变，又可在阴道镜定位下做活组织检查，从而提高阳性检出率，协助临床及早发现癌前病变和癌变
	宫腔镜和腹腔镜检查	能直视宫腔和腹腔内情况，鉴别慢性子宫内膜炎与子宫内膜癌、子宫息肉、子宫黏膜下肌瘤等疾病；鉴别盆腔炎性包块与子宫内膜异位症、附件肿瘤、子宫肿瘤等疾病
结语		女性一旦怀疑自己得了妇科炎症，建议要到正规专业医院进行全面详细的检查，切忌图方便而去非正规诊所就诊或自己盲目购药治疗。有妇科炎症需要视情况做上述相关检查

12. 什么是外阴炎

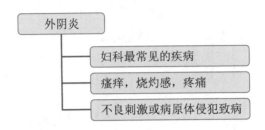

外阴炎	定义	外阴炎是妇科最常见的疾病，是外阴不洁或异物刺激、病原体感染而引起的炎症
	临床表现	外阴炎常见症状为外阴皮肤瘙痒、烧灼感和疼痛，在活动、性交和排尿后加重。急性期红肿、充血、有抓痕；慢性炎症有瘙痒、外阴发生开裂、苔藓化；有些患者小阴唇内侧肿胀、充血、糜烂和成片湿疹
	病因	阴道分泌物刺激（包括阴道分泌物增多流至外阴刺激、月经或月经垫内裤等的刺激）；其他刺激因素（糖尿病患者的尿液，尿瘘患者长期受尿液的浸渍，肠癌患者有时受粪便的刺激，肠道蛲虫）；混合感染（常见病原菌为葡萄球菌、链球菌、大肠埃希菌、假丝酵母菌）等
结语		外阴炎是由于病原体侵犯或受到各种不良刺激引起的外阴发炎，可独立存在，更多时与阴道炎、泌尿系疾病、肛门直肠疾病或全身性疾病并发，或为某些外阴疾病病变过程中的表现之一

13. 常见的外阴炎有哪几种

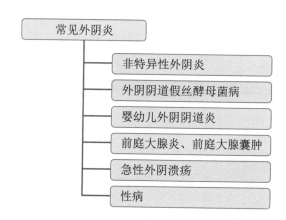

常见的外阴炎	非特异性外阴炎	妇女的外阴部在一般性细菌（如葡萄球菌、大肠埃希菌、链球菌）、粪便、阴道分泌物或其他物理、化学因素刺激下而发生的皮肤黏膜炎症，叫做非特异性外阴炎
	外阴阴道假丝酵母菌病	是由假丝酵母菌引起的常见外阴阴道炎症
	婴幼儿外阴阴道炎	多发生在2～9岁的幼女，是女性婴幼儿的常见病。因阴道炎多伴有外阴炎，因此常统称为婴幼儿外阴阴道炎
	前庭大腺炎、前庭大腺囊肿	前庭大腺位于两侧大阴唇后部，腺管开口于小阴唇内侧靠近处女膜处，因解剖部位发病部位的特点，在性交、分娩或其他情况污染外阴部时，病原体容易浸入而引起炎症
	急性外阴溃疡	外阴溃疡是发生于外阴部的皮肤黏膜发炎、溃烂、缺损。病灶多发生于小阴唇和大阴唇内侧，其次为前庭黏膜及阴道口周围
	性病	传统观念是指通过性交行为传染的疾病，主要病变发生在生殖器部位
结语		外阴炎是由于病原体侵犯或受到各种不良刺激引起的外阴发炎，可独立存在，更多时与阴道炎、泌尿系疾病、肛门直肠疾病或全身性疾病并发，或为某些外阴疾病病变过程中的表现之一。临床表现为外阴皮肤瘙痒、疼痛、烧灼感，甚至肿胀、红疹、糜烂、溃疡

14. 什么是婴幼儿外阴阴道炎

婴幼儿外阴阴道炎

- 常因卫生习惯不良引起，还可因异物误放阴道引起
- 烦躁不安，手抓患处，内裤上可见脓性分泌物
- 多种病菌可引起感染

婴幼儿外阴阴道炎	病因	常见的病原体有葡萄球菌、链球菌及大肠埃希菌等，滴虫或念珠菌也可引起感染。病原体可通过患病的母亲、保育员或幼儿园儿童的衣物、浴盆等传播。也可由于卫生不良，外阴不洁，经常为大便所污染或直接接触污物所引起。此外，外阴损伤或抓伤，尤其是蛲虫感染时引起炎症，还可因误放异物于阴道内而引起
	临床表现	多是在家长陪同下就诊的，因幼女无法表达外阴瘙痒、分泌物增多或尿频、尿急等不适，往往表现为烦躁不安、哭闹不止，或以手抓外阴部。年龄稍大的幼女受到性侵犯后，因承受心理上的压力和恐惧，可表现出精神压抑和恐惧情绪
	分类	（1）滴虫或霉菌性外阴炎　由于婴幼儿的阴道 pH 呈碱性，缺乏糖原，不适合霉菌及滴虫的繁殖与生长，因此，婴幼儿的霉菌或滴虫性外阴炎极为少见，临床须鉴别时可做分泌物的涂片及培养。 （2）蛲虫性外阴炎　由肠道蛲虫通过粪便传至外阴、阴道而引起的外阴的炎症。其特点为外阴及肛门处奇痒，分泌物量多，呈稀薄的黄脓性。可通过粪便虫卵检查及肛门周围或外阴见到蛲虫以资鉴别。 （3）幼女急性淋病　以局部疼痛、排尿困难为其特征，检查时可见分泌物增多，前庭、尿道口、外阴部甚至肛周出现红肿破溃，分泌物涂片可找到典型肾形的革兰阴性双球菌
	检查	用棉签取阴道分泌物检查滴虫、霉菌，同时注意阴道有无异物。大便查蛲虫卵

婴幼儿外阴阴道炎	诊断	外阴疼痛、瘙痒、分泌物增多。外阴、阴蒂、尿道口及阴道口黏膜充血、水肿并有脓性分泌物。内裤上经常有脓性干痂形成，或有稀水样的痕迹，外阴发红、水肿，甚至皮肤剥脱。局部有抓痕、出血等现象。小阴唇粘连，尿流变细。检查可发现小阴唇粘连的地方较薄，比较透亮
结语		婴幼儿外阴阴道炎大多由母亲发现婴幼儿内裤上有脓性分泌物而就诊，也有在急性期因症状轻微被父母疏忽的，后至急性期转为慢性，需引起足够重视

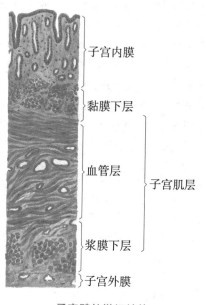

子宫壁的微细结构

15. 如何治疗婴幼儿外阴炎

```
婴幼儿外阴炎的治疗
    ├── 排除"特殊"感染
    └── 综合治疗：注意清洁，药物口服或坐浴
```

如何治疗婴幼儿外阴炎	排除特殊感染	先将分泌物送检有无滴虫、霉菌。必要时可作培养，明确致病菌，给以恰当的抗生素。局部以1:5000高锰酸钾坐浴。外阴涂紫草油、黄连素软膏、抗生素可的松软膏等。保持外阴清洁、干燥。比较顽固的病倒，可在紫草油中或上列软膏中加己烯雌酚局部涂抹。已形成粘连者，可于消毒后用手指向下、向外分离，一般都能分开。粘连较牢固者可用弯蚊式血管钳从小孔处伸入，随即垂直向后，将透亮区分开。分开后必须涂紫草油或消毒凡士林软膏，以防再粘连，每日以高锰酸钾液坐浴1～2次后涂紫草油，直至上皮正常时为止
	综合治疗	①以柔软、清洁的纯棉内裤换掉开裆裤，孩子的母亲还要经常保持幼女外阴及内裤的清洁卫生；②以软而细的消毒导尿管轻轻插入患儿的阴道内，再经此管用浓度适当的杀菌药液冲净阴道内的炎症分泌物，每天一次；③用1:5000浓度的高锰酸钾温水溶液为幼女坐浴，每次15分钟，早晚各一次；④如并发尿道炎和膀胱炎，可经尿道口直接向尿道和膀胱内注入无腐蚀性的杀菌药，每5天一次；⑤口服头孢类抗生素；⑥幼女合并性病时（如淋病、梅毒、支原检查发现有异常时），应对幼女进行系统地治疗
	结语	父母及保育人员应重视婴幼儿外阴炎的治疗，需注意的是，阴道炎、尿道炎、膀胱炎的症状消失，尿液化验及阴道分泌物检查结果均正常后，还应继续口服一周抗生素，以巩固疗效

16. 如何预防婴幼儿外阴炎

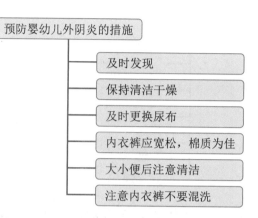

预防婴幼儿外阴炎的措施	及时发现	给孩子穿浅色的内裤便于观察，如果内裤上有发黄的结痂或是干的小块，肯定是有感染的，这时就应该及时去医院治疗，以防细菌蔓延开来
	保持清洁干燥	婴儿使用的尿布最好选择纯棉质地，柔软、透气好，不出门时最好不用尿不湿
	及时更换尿布	大小便后及时更换尿布，每天坚持清洗外阴1～2次，特别要注意洗净，并轻轻拭干阴唇及皮肤皱褶处。擦洗时要注意自上而下拭净尿道口、阴道口及肛门周围。皮肤如有皲裂，应涂擦无刺激性的油膏。最后在外阴及腹股沟处薄而均匀地扑上滑石粉，以保持干燥
	内衣裤选择	穿宽松的棉质内裤，不穿紧身裤、化纤衣袜，衣服要柔软、宽松、舒适，减少摩擦
	大小便后的清洁	不能忽视大小便后的清洁，特别是小便后，应用柔软卫生纸拭擦尿道口及周围，并注意小便的姿势，避免由前向后流入阴道。大便后应用清洁的卫生纸，由前方向后方擦拭，以免将粪渣拭进阴道内
	注意内衣裤洗涤	预防婴幼儿阴道炎的发生，在平时要保持幼女的外阴部清洁卫生，用水工具专人专用，内裤不要混洗
结语		一般来讲，幼儿是不会罹患阴道炎的。这是由于解剖、生理特点所决定的。幼女的两侧大小阴唇合拢严紧，处女膜完整，阴道前后壁紧贴，使管腔闭合。正是阴道的这种"自我封闭"状态，使幼女不易得阴道炎。但是往往却由于很多家长的疏忽大意而导致了这种情况的发生，所以一定要注意预防

17. 什么是阴道炎

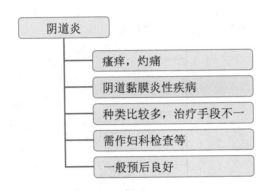

阴道炎	定义	阴道炎是不同病因引起的多种阴道黏膜炎性疾病的总称
	病因	主要病因分类如下：①念珠菌；②阴道滴虫；③阿米巴原虫；④混合细菌：阴道加特纳菌也称阴道嗜血杆菌，其他如大肠埃希菌、沙门菌、葡萄球菌、微球菌、纤毛菌等；⑤过敏性阴道炎；⑥婴幼儿阴道炎；⑦老年性阴道炎
	常见阴道炎分类	常见的阴道炎可以具体分为阴道假丝酵母菌性阴道炎（又称霉菌性阴道炎）、滴虫性阴道炎、细菌性阴道炎、老年性阴道炎、婴幼儿阴道炎、非特异性阴道炎
	症状	临床上以白带的性状发生改变以及外阴瘙痒、灼痛为主要临床特点，性交疼痛也常见，感染累及尿道时，可有尿痛、尿急等症状
	检查	①妇科检查 ②阴道分泌物检查 ③阴道分泌物培养 ④药物敏感试验
结语		阴道炎是阴道黏膜及黏膜下结缔组织的炎症，是妇科门诊常见的疾病，在正常生理状态下，正常健康妇女，由于解剖学及生物化学特点，阴道对病原体的侵入有自然防御功能，只有当阴道的自然防御功能遭到破坏时，病原菌才会趁机侵入，导致阴道炎症

18. 什么是假丝酵母菌性阴道病

假丝酵母菌性阴道病
- 即霉菌性阴道炎，比较常见
- 瘙痒，灼痛，分泌物豆渣样或凝乳状
- 病菌感染所致，常因疾病或菌群失调引发

假丝酵母菌性阴道病	概述	假丝酵母菌性阴道病（又称霉菌性阴道炎），也曾被称为外阴阴道念珠菌病。是由真菌感染引起的阴道炎症，是阴道炎常见的一种
	症状	假丝酵母菌性阴道炎临床上以外阴瘙痒为主要临床表现，外阴瘙痒、灼痛，还可伴有尿频、尿痛及性交疼痛，部分患者阴道分泌物增多。外阴瘙痒程度重，严重时坐卧不宁，异常痛苦，还可伴有尿频、尿痛，阴道分泌物呈白色稠厚凝乳或豆渣样，炎症易反复发作，影响患者的生活和工作。若为外阴炎，妇科检查可见地图样红斑，另可见外阴水肿，常伴有抓痕。若为阴道炎症，阴道黏膜可见水肿、红斑，小阴唇内侧及阴道黏膜上附有白色块状物，擦除后露出红肿黏膜面，少部分患者急性期可能见到糜烂及浅表溃疡
	病因	白假丝酵母菌为条件致病菌，10%～20%非孕妇女及30%孕妇阴道中有此菌寄生但菌量极少，呈酵母相，并不引起症状。只有在全身及阴道局部免疫能力下降尤其是局部细胞免疫力下降，假丝酵母菌大量繁殖，并转变为菌丝相，才引发阴道炎症状。常见发病诱因主要有妊娠、糖尿病、大量应用免疫抑制剂及广谱抗生素等
结语		假丝酵母菌性阴道病（又称霉菌性阴道炎），也曾被称为外阴阴道念珠菌病。是由真菌感染引起的阴道炎症，是阴道炎常见的一种。其特点是不易根治，易反复发病，引发早产、胎儿感染等，需引起足够重视

19. 什么是滴虫性阴道炎

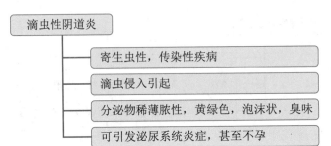

	概述	滴虫性阴道炎是由阴道毛滴虫所引起主要通过性交传播的常见的寄生虫性阴道炎，具有传染性
	病因	由有鞭毛的梨状原虫——阴道滴虫侵入阴道而发病
滴虫性阴道炎	症状	滴虫性阴道炎临床上以阴道又痛又痒为其典型症状，潜伏期为 4～28 天。初期感染可无症状，主要临床表现为阴道分泌物增多及外阴瘙痒，分泌物特点为稀薄脓性、黄绿色、泡沫状、有臭味。瘙痒部位主要为阴道口及外阴间或有灼热、疼痛、性交疼痛等。若尿道口有感染，可有尿频、尿痛，有时可见血尿。阴道毛滴虫能吞噬精子，并能阻碍乳酸形成，影响精子在阴道存活，可致不孕。妇科检查见阴道黏膜充血，严重者有散在出血斑点，甚至宫颈有出血点，形成"草莓样"宫颈，后穹窿有大量白带，呈灰黄色稀薄液体或黄绿色脓性分泌物，常呈泡沫状。带虫者阴道黏膜无异常改变
	主要危害	可并发滴虫性尿道炎、膀胱炎、肾盂肾炎，由于滴虫能吞噬精子，可引起不孕症，影响性生活等
结语		滴虫性阴道炎是妇科阴道炎中常见的一种，是由阴道毛滴虫所引起。可并发滴虫性尿道炎、膀胱炎、肾盂肾炎，由于滴虫能吞噬精子，可引起不孕症，影响性生活等，需引起足够重视

20. 什么是细菌性阴道炎

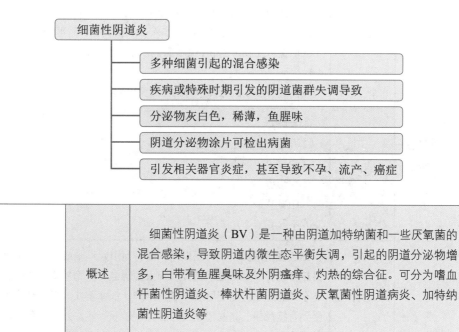

细菌性阴 道炎	概述	细菌性阴道炎（BV）是一种由阴道加特纳菌和一些厌氧菌的混合感染，导致阴道内微生态平衡失调，引起的阴道分泌物增多，白带有鱼腥臭味及外阴瘙痒、灼热的综合征。可分为嗜血杆菌性阴道炎、棒状杆菌阴道炎、厌氧菌性阴道病炎、加特纳菌性阴道炎等
	病因	阴道的自然防御屏障作用受到破坏，如经期或妊娠期内分泌激素水平改变、性交、阴道灌洗、抗生素等对阴道固有菌群的抑制，乳酸菌丧失其健康状态下的优势地位就会使多种致病菌，特别是厌氧菌大量繁殖，导致阴道生态系统紊乱，引起阴道炎症
	症状	细菌性阴道病主要表现为阴道分泌物增多，分泌物呈灰白色，均匀一致，稀薄，也有的像面糊一样黏稠，且有泡沫，有的分泌物会有特殊的鱼腥样气味，在月经期或性交时和性交后异味加重。分泌物常黏附于阴道壁，但黏度很低，容易将分泌物从阴道壁拭去，阴道黏膜无充血的炎症表现。个别患者可伴有轻度外阴瘙痒或烧灼感，但症状均比滴虫性阴道炎或霉菌性阴道炎为轻

细菌性阴道炎	诊断	①阴道分泌物呈灰白色，黏稠，像面糊状，均匀一致，非脓性分泌物，量多少不定。 ②分泌物中胺含量高，呈鱼腥味，性交时或活动后，促进胺释放，使气味加重，分泌物中加入10%氢氧化钾后可释出胺味。 ③阴道分泌物中的pH值增高，为5.0～5.5，而正常人为3.7～4.5。 ④阴道分泌物的涂片中可检出线索细胞
	主要并发症	①盆腔炎 ②异常子宫出血和子宫内膜炎 ③妇科术后感染 ④宫颈癌 ⑤HIV感染 ⑥不孕和流产
	危害	细菌性阴道炎不但可诱发输卵管炎而引起不孕或宫外孕，而且还容易并发霉菌性阴道炎和滴虫性阴道炎。尤其值得重视的是孕妇感染后可引起胎膜早破、早产、低体重儿。而一旦胎儿受到直接感染，将易患新生儿肺炎、脑膜炎等，并可能带来各种后遗症
结语		细菌性阴道炎为阴道正常菌群失调所致的一种混合多种细菌感染的炎症。本病可造成不孕、影响胎儿发育、诱发其他（生殖器感染、盆腔炎、肾周炎、性交疼痛等）疾病、影响夫妻生活质量等，需引起足够重视

21. 为什么女性孕期易得阴道炎

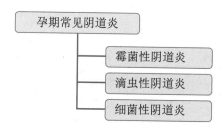

孕期常见阴道炎	霉菌性阴道炎	孕期最常见的生殖系统疾病。女性怀孕后性激素升高，加上阴道充血、分泌旺盛、外阴湿润等，创造了一个非常有利于霉菌生长的环境
	滴虫性阴道炎	由于孕期阴道酸碱度改变而引起，也可由直接或间接方式感染，是孕期常见的阴道炎
	细菌性阴道炎	实际上是寄生在阴道内的正常菌群平衡失调引起的阴道感染性疾病。国内有数据显示，孕妇中患病率为 12.5%，在妊娠期细菌性阴道病常可引起不良围产期结局如绒毛膜羊膜炎、羊水感染、胎膜早破、早产及剖宫产后或阴道产后子宫内膜感染等
结语		孕妇怀孕期间易患阴道炎，因为孕期激素水平升高，分泌物增加，阴道酸碱度改变，寄生于此区域的细菌也随着环境的改变而发作

22. 什么是老年性阴道炎

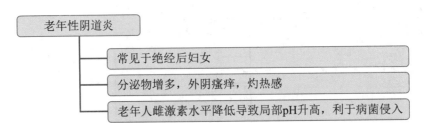

老年性阴道炎	定义	老年性阴道炎常见于绝经后的老年妇女，因卵巢功能衰退，雌激素水平降低，阴道壁萎缩，黏膜变薄，上皮细胞内糖原含量减少，阴道内 pH 值上升，局部抵抗力降低，致病菌易入侵繁殖引起炎症
	临床表现	主要症状为阴道分泌物增多及外阴瘙痒、灼热感。阴道分泌物稀薄，呈淡黄色，严重者呈血样脓性白带，常易并发尿频、尿痛或小便失禁等症。妇科检查时见外阴萎缩，双小阴唇内侧面可有充血；阴道黏膜菲薄，皱襞消失，充血并有散在的小的出血点，或可见表浅的溃疡。如果阴道炎症久治不愈，有可能引起阴道粘连，重者引起阴道闭锁，炎性分泌物不能排出，又会发生阴道积脓或宫腔积脓。同样，溃疡面如果与对侧粘连，也可以引起阴道粘连等病症
	病因	老年阴道炎常见于绝经后的老年妇女，因卵巢功能衰退，雌激素水平降低，阴道壁萎缩，黏膜变薄，皱襞消失，上皮细胞内糖原含量减少，阴道内 pH 上升，且阴道内的弹性组织减少，使阴道口豁开，阴道壁膨出，这些都会使阴道黏膜对病原体的抵抗力减弱，细菌容易造成感染，引起阴道炎症。此外，手术切除双侧卵巢、卵巢功能早衰、盆腔放疗后、长期闭经、长期哺乳等均可引起本病发生
结语		老年性阴道炎常见于绝经后的老年妇女，对健康影响较大，需引起足够重视

23. 得了阴道炎，为什么需要男女同治

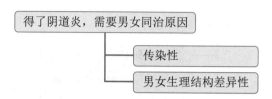

得了阴道炎，需要男女同治原因		
得了阴道炎，需要男女同治原因	传染性	女性患滴虫性或霉菌性阴道炎后，女方会通过性交将病原体传给丈夫
	男女生理结构差异性	据报道，阴道炎患者的男性配偶 60%～90%会有泌尿道滴虫或霉菌感染。但男性由于生理结构异于女性，仅有不到 20%的人有症状，大多男性并无明显症状，因此常被忽略
结语		如果仅妻子一方治疗，而丈夫不治，性生活又无保护，则妻子即使治愈，也会通过性生活被丈夫再次传染，又成为传染源。病原体在夫妻双方间反复"传递"，如此周而复始，双方的疾病都顽固难愈。因此，对患滴虫性或霉菌性阴道炎的妇女要求夫妻双方同时治疗，这已成为临床治疗的常规

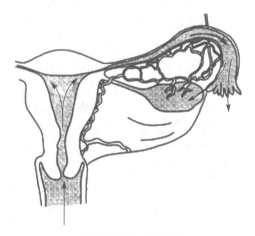

炎症沿黏膜上行蔓延

24. 什么是宫颈炎

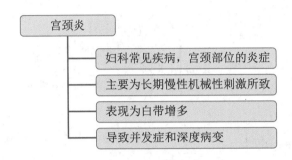

宫颈炎		
	定义	宫颈炎是妇科常见疾病之一，也是育龄妇女的常见病，包括宫颈阴道部及宫颈管黏膜炎症，有急性和慢性两种。急性宫颈炎常与急性子宫内膜炎或急性阴道炎同时存在，但以慢性宫颈炎多见
	病因	长期慢性机械性刺激是导致宫颈炎的主要诱因。如性生活过频或习惯性流产，分娩及人工流产术等可损伤宫颈，导致细菌侵袭而形成炎症，或是由于化脓菌直接感染，或是高浓度的酸性或碱性溶液冲洗阴道，或是阴道内放置或遗留异物感染所致。慢性宫颈炎多于分娩、流产或手术损伤子宫颈后，病原体侵入而引起感染。急性宫颈炎多发生于产褥感染或感染性流产
	临床表现	急性宫颈炎的症状最常见的是白带增多，有时甚至是唯一的症状，白带常呈黏液脓性。由于宫颈炎常伴发尿道炎、膀胱炎或急性阴道炎，会自觉腰痛、下腹坠痛、外阴瘙痒或刺痛，也可出现尿频、排尿时刺痛等。妇科检查可以见到阴道及子宫颈黏膜充血水肿；子宫颈容易出血，甚至出现溃疡坏死；也可见脓性或黏稠的黏液从子宫颈口流出或积留在子宫颈表面和子宫颈周围，并有臭味。各种病原体所致感染可表现不同性状的分泌物，若淋菌性宫颈炎时，因尿道旁腺、前庭大腺受累，可见尿道口、阴道口黏膜充血、水肿以及大量脓性分泌物。慢性宫颈炎主要临床表现为白带增多，可呈乳白黏液状，有时呈淡黄色脓性，伴有息肉形成时易有血性白带或性交后出血。当炎症涉及膀胱下结缔组织时，可出现尿急、尿频；当炎症扩散到盆

宫颈炎	临床表现	腔时，可有腰骶部疼痛、盆腔部下坠痛及痛经等，每于性交时、月经期、排便时疼痛会加重。另因黏稠性白带不利于精子的穿过，可造成不孕
	危害	①宫颈糜烂会引起不孕，发生宫颈糜烂尤其是中度、重度宫颈糜烂时，宫颈分泌物会明显增多，质地黏稠，并有大量白细胞，这对精子的活动度会产生不利影响，妨碍精子进入宫腔，影响受孕。 ②宫颈糜烂会导致并发症，当患了宫颈糜烂后，会造成其他器官炎症，如宫颈糜烂的病原体可以上行造成子宫内膜炎；可以通过宫旁韧带、淋巴管蔓延引起慢性盆腔炎；当炎症波及膀胱三角区，可引起泌尿系统的疾病而出现尿痛、尿频或排尿困难等刺激症状。 ③宫颈糜烂可引发更深度的病变，由于慢性炎症长期刺激，可造成息肉、裂伤、外翻及囊肿等更深度病症。有宫颈糜烂的妇女，宫颈癌发生率高于普通人群近十倍
结语		宫颈炎是妇科常见疾病之一，也是育龄妇女的常见病，对健康影响较大，需引起足够重视

25. 什么是盆腔炎

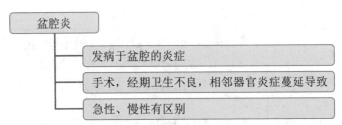

盆腔炎	定义	盆腔炎即盆腔炎症是指女性盆腔生殖器官、子宫周围的结缔组织及盆腔腹膜的炎症
	病因	①产后或流产后感染 ②宫腔内手术操作后感染 ③经期卫生不良 ④邻近器官的炎症直接蔓延 ⑤其他慢性盆腔炎的急性发作等
	临床表现	（1）急性盆腔炎症　其症状是下腹痛、发热、阴道分泌物增多，腹痛为持续性，活动或性交后加重。若病情严重可有寒战、高热、头痛、食欲不振。月经期发病者可出现经量增多，经期延长，若盆腔炎包裹形成盆腔脓肿可引起局部压迫症状，压迫膀胱可出现尿频、尿痛、排尿困难；压迫直肠可出现里急后重等直肠症状。急性盆腔炎进一步发展可引起弥漫性腹膜炎、败血症、感染性休克，严重者可危及生命。 （2）慢性盆腔炎症　是由于急性盆腔炎未能彻底治疗或患者体质较差，病程迁延所致，慢性盆腔炎症的症状是下腹部坠胀，疼痛及腰骶部酸痛，常在劳累、性交后及月经前后加剧。其次是月经异常，月经不规则。病程长时部分妇女可出现精神不振、周身不适、失眠等神经衰弱症状。往往经久不愈，反复发作，导致不孕、输卵管妊娠，严重影响妇女的健康
	结语	女性内生殖器（如子宫、输卵管、卵巢等）及其周围的结缔组织、盆腔腹膜发生炎症时，都称为盆腔炎，盆腔炎是妇女常见病之一，不但影响妇女身心健康，且为造成不育症的常见原因之一

26. 什么是急性子宫内膜炎

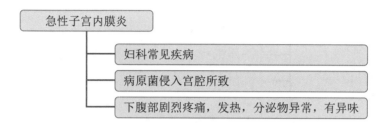

急性子宫内膜炎
- 妇科常见疾病
- 病原菌侵入宫腔所致
- 下腹部剧烈疼痛，发热，分泌物异常，有异味

急性子宫内膜炎	定义	子宫内膜炎是盆腔生殖器官炎症之一，为妇科常见病，炎症可局限于一个部位，也可几个部位同时发病
	病因	经期不卫生、经期性交或性生活紊乱将体外或阴道、宫颈内的病原菌带入宫腔均可引起急性炎症。严重的有可能引起弥漫性腹膜炎、败血症以致感染性休克等严重后果
	临床表现	起病较急，有恶寒甚至寒战、发热（体温 38～40℃）、脉搏加快、全身无力、出汗、下腹疼痛甚剧、下坠、腰酸、大量血性、脓性或水样白带，并有臭味。产后感染则恶露呈泥土色
结语		子宫内膜炎是盆腔生殖器官炎症之一，为妇女常见病，炎症可局限于一个部位，也可几个部位同时发病

27. 什么是慢性子宫内膜炎

```
慢性子宫内膜炎
    ├── 急性子宫内膜炎治疗不彻底，可转为慢性
    ├── 病因复杂
    └── 盆腔区疼痛，白带增多，月经过多
```

慢性子宫内膜炎	定义	如果急性期治疗不彻底，或经常仍存在感染源，则可反复发作为慢性子宫内膜炎症
	病因	①基底层炎症：子宫内膜虽有周期性剥脱，但其基底层并不随之剥脱，一旦基底层有慢性炎症即可长期感染内膜的功能层，导致慢性子宫内膜炎 ②病菌感染：绝经期后的妇女由于体内雌激素水平的显著低落，子宫内膜与阴道黏膜均变得菲薄，容易受到病菌的侵袭，导致炎症的发生。在临床上老年性子宫内膜炎与阴道炎往往并存 ③胎盘残留等：分娩或流产后有少量胎盘残留，或胎盘附着部的复旧不全，常是导致慢性子宫内膜炎的原因 ④外来因素：宫内避孕器可以引起慢性子宫内膜炎 ⑤子宫因素：子宫黏膜下肌瘤、黏膜息肉也可能导致慢性子宫内膜炎，严重的子宫颈炎也可以导致慢性子宫内膜炎 ⑥长期存在的输卵管卵巢炎可以导致慢性子宫内膜炎 ⑦无明显诱因的慢性子宫内膜炎也可能存在，病原体多来自阴道内的菌丛
	临床表现	①盆腔区域疼痛：约有 40%患者主诉在月经间歇期间有下腹坠胀痛、腰骶部酸痛 ②白带增多：由于内膜腺体分泌增加所致。一般为稀薄水样，淡黄色，有时为血性白带 ③月经过多：经期仍规则，但经量倍增，流血期亦显著延长。仅有极少数患者由于大量流血而引起贫血，可能由于内膜增厚及炎症充血所致。不规则出血者不多见，有时偶可出血数小时或持续 1～2 天即停止

慢性子宫内膜炎	临床表现	④痛经较多：发生于未产妇女，但严重痛经者极少，可能由于内膜过度增厚，阻碍组织正常退变坏死，刺激子宫过度痉挛性收缩所致
结语		子宫内膜炎是各种原因引起的子宫内膜结构发生炎性改变。宫腔有良好的引流条件及周期性内膜剥脱，使炎症极少机会长期停留于子宫内膜，但如急性期炎症治疗不彻底，或经常存在感染源，则可反复发作。慢性子宫内膜炎是导致流产的最常见原因

28. 什么是子宫肌炎

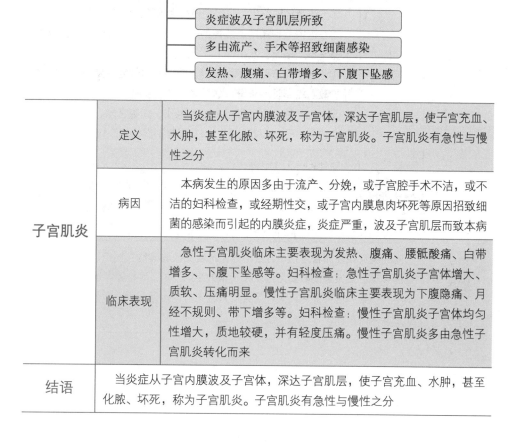

子宫肌炎	定义	当炎症从子宫内膜波及子宫体，深达子宫肌层，使子宫充血、水肿，甚至化脓、坏死，称为子宫肌炎。子宫肌炎有急性与慢性之分
	病因	本病发生的原因多由于流产、分娩，或子宫腔手术不洁，或不洁的妇科检查，或经期性交，或子宫内膜息肉坏死等原因招致细菌的感染而引起的内膜炎症，炎症严重，波及子宫肌层而致本病
	临床表现	急性子宫肌炎临床主要表现为发热、腹痛、腰骶酸痛、白带增多、下腹下坠感等。妇科检查：急性子宫肌炎子宫体增大、质软、压痛明显。慢性子宫肌炎临床主要表现为下腹隐痛、月经不规则、带下增多等。妇科检查：慢性子宫肌炎子宫体均匀性增大，质地较硬，并有轻度压痛。慢性子宫肌炎多由急性子宫肌炎转化而来
结语		当炎症从子宫内膜波及子宫体，深达子宫肌层，使子宫充血、水肿，甚至化脓、坏死，称为子宫肌炎。子宫肌炎有急性与慢性之分

29. 什么是附件炎

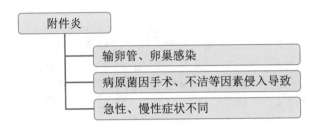

附件炎	定义	附件炎是致病微生物侵入生殖器官后引起输卵管、卵巢感染的常见疾病。此病未婚、已婚女性均可发生，临床上常与盆腔炎相伴发生。附件炎分为急性和慢性两种
	病因	①身体其他部位有感染未经及时治疗时，病原菌可经血行传播而引起输卵管卵巢炎，多见于结核性疾病。 ②不注意经期卫生，月经期性生活或不洁性生活等。 ③在宫内节育器广泛应用的同时，患者不注意个人卫生或手术操作不严格而引发。 ④分娩或流产后由于抵抗力下降，病原体经生殖道上行感染并扩散到输卵管、卵巢，继而整个盆腔引起炎症。 ⑤未经严格消毒而进行的宫腔操作，如吸宫术、子宫输卵管碘油造影、子宫颈管治疗，以及消毒不严格的产科手术感染等
	临床表现	附件炎分为急性和慢性两种。急性附件炎症状明显，如发热、寒战、下腹剧痛等；慢性附件炎有程度不同的腹痛，或小腹坠胀和牵扯感，时轻时重，伴有白带增多、腰疼、月经失调等症状
结语		附件炎可使输卵管闭锁，导致不孕，诱发炎症与其他并发症，而附件炎真正的灾难性后果是使卵巢无法发挥正常的生理功能。附件炎不但可使女性不孕不育，第二性征弱化消失，而且可直接造成内分泌失调，致使皮肤早衰，偷走女人的美丽

30. 什么是输卵管卵巢炎

```
┌─────────────────────┐
│ 输卵管卵巢炎          │
└─────────────────────┘
    │  ┌────────────────────────────────────┐
    ├──│ 盆腔炎症中最为多见                    │
    │  └────────────────────────────────────┘
    │  ┌────────────────────────────────────┐
    ├──│ 病因复杂                            │
    │  └────────────────────────────────────┘
    │  ┌────────────────────────────────────┐
    └──│ 急性常伴有发热等全身症状；慢性有腹痛、  │
       │ 月经不调、痛经、白带增多等            │
       └────────────────────────────────────┘
```

输卵管卵巢炎	病因	在一些国家中淋菌感染是导致急性输卵管卵巢炎、盆腔腹膜炎的最主要原因，一旦有这种炎症发生医生往往首先考虑淋菌感染的存在。足月分娩、流产后的感染也是引起此类炎症的常见原因。近年来由于宫内避孕器的广泛应用，不少急性输卵管卵巢炎、盆腔腹膜炎都是因此而发生。此外，过早、过频以及在月经期性交；未经严格消毒而进行的输卵管通液、油造影与刮宫手术；经腹腔镜进行输卵管电烙绝育术与其他经腹妇科手术均有可能导致急性输卵管卵巢炎；作妇科手术时误伤肠道或对感染性流产进行吸刮术不慎将子宫穿破则可先导致严重的急性盆腔腹膜炎，然后炎症波及输卵管与卵巢；急性阑尾炎、结肠憩室炎可以分别引起邻近一侧的输卵管卵巢炎，但此种情况较为少见。 由血液传播的常是结核性炎症，全身性菌血症亦偶可引起输卵管卵巢炎。流行性腮腺炎则可经血行感染卵巢，引起单纯的卵巢炎，这也是较罕见的现象。 寄生虫病，如血吸虫、丝虫，甚至蛔虫、绦虫卵均可能经血行而积聚于输卵管壁或卵巢中引起所谓肉芽肿性输卵管卵巢炎，在血吸虫病高发地区偶可见到血吸虫卵性输卵管卵巢炎症。 输卵管卵巢炎的急性期，若治疗延误或不彻底，迁延日久则形成慢性。另有一小部分病例其病原菌毒力较弱，或自身机体抵抗力较强，急性期无明显症状，因而未引起注意，或被误诊以致拖延失治，一经发现就为慢性
输卵管卵巢炎	临床表现	急性输卵管卵巢炎一般在感染后 2 周内发病，先有全身乏力、食欲不振等全身症状，发病即出现体温高达 39～40℃，脉速 110～120 次/分，可能有恶寒或寒战，两侧下腹部剧痛，大便时加重；有时并有小便疼痛、腹胀、便秘等，若大便带黏液是结

输卵管卵巢炎	临床表现	肠壁受炎性浸润的刺激现象。常有月经过多，月经期延长或月经失调及脓性白带。 慢性输卵管炎临床表现主要有以下几方面： ①腹痛：下腹有不同程度疼痛，多为隐性不适感，腰背部及骶部酸痛、发胀、下坠感，常因劳累而加剧。由于盆腔粘连，可能有膀胱、直肠充盈痛或排空时痛或其他膀胱直肠刺激症状，如尿频、里急后重等。 ②月经不调：以月经过频、月经量过多为最常见，可能是盆腔充血及卵巢功能障碍的结果。由于慢性炎症导致子宫纤维化、子宫复旧不全或粘连所致的子宫位置异常等，均可引起月经过多。 ③不孕症：输卵管本身受到病损的侵害，形成阻塞不通而致不孕，以继发性不孕较为多见。 ④痛经：表现为淤血性痛经，多半在月经前 1 周开始即有腹痛，越临近经期越重，直到月经来潮。 ⑤白带增多、性交疼痛、胃肠道障碍、乏力、劳动受影响或不耐久劳、精神神经症状及精神抑郁等
结语		输卵管炎为盆腔生殖器官炎症中最多见的一种。卵巢邻近输卵管，输卵管炎症继续扩展可引起卵巢炎。卵巢炎与输卵管炎合并发生者，称为输卵管卵巢炎或附件炎

31. 妇科炎症期间男女能同房吗

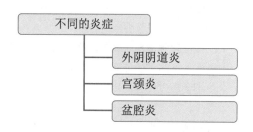

不同的炎症	外阴阴道炎	如果是外阴阴道炎或性传播疾病治疗期间，应该禁止性生活，一方面可以避免性交时的摩擦使阴道充血炎症加剧，另一方面可以防止交叉感染，形成恶性循环。如果一定要进行性生活，则必须使用具有防止感染性疾病传播作用的避孕套，否则，必须在治疗结束下次月经干净后复查，确定炎症治愈后方可恢复性生活
	宫颈炎	宫颈炎是一种很常见的妇科疾病，半数以上的妇女患有或者患过宫颈炎。宫颈糜烂不是一种独立的疾病，而是慢性宫颈炎的一种表现形式，除了宫颈糜烂以外，慢性宫颈炎还包括宫颈息肉、宫颈囊肿等。常有医师会对患者说，慢性宫颈炎就是由性交引起的，患病后不能再性交，这是很不负责任又无科学依据的偏见。其实慢性宫颈炎通常对性活动没有什么太大的影响，所以患病期间还是可以有正常性生活的。然而必须提醒广大妇女注意的是：过频而粗暴的性生活，特别是不和谐的性生活，可能会使宫颈炎加重；宫颈糜烂在治疗的一段时间内是严格禁止性生活的，否则很难达到预期的治疗效果。 宫颈炎急性发作期间应避免性生活。此外，宫颈 HPV 感染、性传播疾病未痊愈之前，可以有性生活，但必须使用隔离避孕套
	盆腔炎	盆腔炎是女性内生殖器及周围结缔组织、盆腔腹膜发生的炎症。从发病过程、临床表现上可分为急性与慢性两种。 急性盆腔炎有腹痛、高热时，患者毫无性生活兴趣，如男方不能体谅女方，勉强性交，将引起女方厌恶，影响夫妇感情，

| 不同的炎症 | 盆腔炎 | 更难引起性高潮，尤其在阴茎插入深部或做抽插动作时，易引起盆腔深部的撞击疼痛。更重要的是急性期炎症未得控制而易促使病情恶化。手术者，术后也不宜过早性交，否则，易引起炎症发作，或是阴道出血。
　　慢性盆腔炎是前者未能彻底治疗或患者体质较差，病程迁延所致，不属于性传播疾病，因此治疗时可以适当安排性生活，更不会通过性生活传染给男性。但需要注意的是，次数宜相对减少，时间不宜太长，动作也不能太粗暴，以免盆腔充血时间过长诱发急性发作。同时，患者需在性生活中注意以下几点：身体状况不佳、过度劳累时尽量避免性生活；身体明显感到不适或阴道分泌物出现异常时，则要减少性生活；急性发作时杜绝性生活；注意避孕，以免流产手术增加急性发作的概率。此外，丈夫应注意性生活中将动作放慢，以防撞击女方深部组织，引起疼痛和不适 |
| 结语 | | 　　有些妇女得了妇科炎症，整天忧心忡忡，生活工作都受影响，更不要说过性生活了。还有些妇女甚至认为妇科炎症就是性生活引起的，所以干脆就禁止了性生活。另有部分女性会认为反正妇科炎症是常见病，对生命没有任何威胁，性生活照旧。其实呢，这些都是不科学态度，要从不同的炎症谈起 |

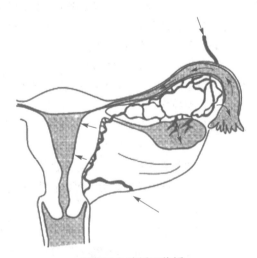

炎症经血液循环传播

32. 生殖道感染都与性接触有关吗

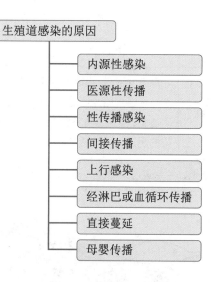

生殖道感 染的原因	内源性感染	正常情况下，生殖道内（例如阴道）寄生的一些微生物由于某些因素的影响，失去了原有的菌群平衡，某些致病菌开始繁殖生长，从而出现感染的症状。平时常见的细菌性阴道病就属于这一类感染
	医源性传播	由于医疗原因造成某些病原体的繁殖生长从而引起的感染，例如上环、取环、人工流产、分娩助产时器械消毒不严等引起的子宫内膜炎、盆腔炎；输血引起的梅毒、艾滋病等
	性传播感染	直接通过性行为传播引起的感染，淋病、尖锐湿疣、梅毒等都属于这一类疾病
	间接传播	病原体经公共浴池、浴盆、浴巾、游泳池、坐式便器、衣物、污染的器械及敷料等传播
	上行感染	病原体侵入外阴、阴道后，或阴道内菌群，可沿生殖道黏膜上行感染宫颈、子宫内膜、输卵管及盆腹腔等脏器，是盆腔炎的主要感染途径，淋病双球菌、衣原体及葡萄球菌常常沿此途径扩散

生殖道感染的原因	经淋巴或血循环传播	病原体先侵犯人体的其他系统,再经淋巴或血循环感染生殖器,如结核杆菌、厌氧菌的感染多沿此途径
	直接蔓延	腹腔其他脏器感染后,直接蔓延到内生殖器,如阑尾炎可引起输卵管炎症
	母婴传播	患有艾滋病、梅毒等疾病的孕妇可以将病毒通过胎盘的血液循环传播到胎儿体内,或是孕妇罹患念珠菌性阴道炎、滴虫性阴道炎、尖锐湿疣等疾病时,在分娩过程中胎儿经过已经被污染的阴道时而被感染,或是出生后通过患病母亲的乳汁感染
结语		由此可见,生殖道感染途径多种多样,并不一定都和性接触有关

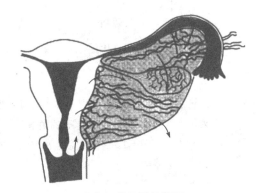

炎症经淋巴系统蔓延

33. 妇科炎症会导致癌症吗

妇科炎症与妇科癌症有无直接关系
一般无直接关系
宫颈癌与HPV相关

妇科炎症与妇科癌症的关系	一般无直接关系	通常来说，癌症的发生不只是因病毒感染，主要还是因遗传基因和其他诸多复杂因素而引起。此外，过去有许多研究报道提示：妇女患生殖器疱疹其宫颈异常增生的发生率增高，宫颈癌的发生率也增加。近几年，这种观点已不再被人广为接受了。但是，如果得了生殖器疱疹，还是建议每年进行 1 次宫颈巴氏涂片检查，因为一些疱疹易感因素可能也会是癌症的易感因素
	宫颈癌与HPV 相关	科学已经证明有一种癌症是直接由病毒感染宫颈后引起的，即宫颈癌。大多数宫颈癌是由 HPV 反复持续感染造成的，HPV 中文名称为"人乳头状瘤病毒"，该病毒有多种类型，跟女性生殖道感染有关的就有 40 几种，具体分为高、中、低危三种类型，其中跟宫颈癌关系最为密切的就是 HPV 的高危 16 型和 18 型。所幸的是，并不是所有的 HPV 感染者都会发展成为宫颈癌，大部分 HPV 感染的患者可以自然消退，一般自然被清除的时间是 7～12 个月，只有极少数的高危型 HPV 在反复持续感染的情况下会导致宫颈的癌前病变或癌
结语		通常来说，癌症的发生不只是因病毒感染，主要还是因遗传基因和其他诸多复杂因素而引起。所以即使生殖道反复感染炎症一般也不会导致恶性肿瘤的发生，所以感染者不必整天忧心忡忡

34. 为什么婴幼儿也会患妇科炎症

```
幼女外阴阴道炎
    ├── 幼女非特异性外阴阴道炎
    └── 幼女特异性外阴阴道炎
```

幼女外阴阴道炎	幼女非特异性外阴阴道炎	常常因为外生殖器及肛门卫生不良如穿开裆裤，排便后草纸由肛门往前擦，粪便未擦净污染内裤，肠道细菌如大肠埃希菌、肠球菌等污染外阴及阴道，引起的炎症；此外，肠寄生虫携带者，如蛲虫可由肛门入阴道刺激黏膜，引起感染；异物误入阴道，尼龙丝、人造纤维内裤、肥皂、洗涤剂及局部用药，这些均可引起幼女外阴阴道炎。这种非特异性外阴阴道炎多见于3～7岁女孩，婴儿少见。患儿主诉灼热、瘙痒，外阴水肿、炎性发红，阴道口见大量脓性分泌物。应加强卫生指导，幼女尽早穿满裆裤，饭前、便后洗手，养成便后由前向后擦抹习惯，勤洗外阴，勤换内裤，保持外阴清洁
	幼女特异性外阴阴道炎	常常是因为母亲孕期妇科炎症或某些性传播疾病，未经治愈者，分娩时传至婴儿。如褥褓霉菌性外阴阴道炎是婴儿特有的疾病，病变从会阴开始，常局限于包裹部位，见于健康情况差特别长期应用抗生素的幼儿。此外，幼女阴道发育不成熟，易受淋球菌感染，可由直接或间接接触得来，尤其以间接途径多见，如家庭成员或保姆患病，可通过人的接触，或毛巾或厕所传染。临床表现为急性外阴炎、外阴红肿、处女膜及阴道充血，有大量稠的黄色脓性分泌物，排尿困难，行走疼痛等，故应针对患病的孕妇进行彻底治疗。而幼女必须注意保持外阴清洁，浴巾、毛巾和脚盆要专人专用，防止间接传染
结语		妇科病向来都被认为是成年妇女的事，其实它的魔爪同样也会伸向幼女。幼女外生殖器较成人更娇嫩，且暴露在外，容易受感染和损伤，以外阴阴道炎最常见

35. 什么原因导致老年女性易得阴道炎

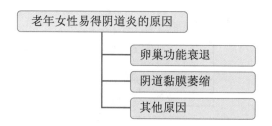

老年女性易得阴道炎原因	卵巢功能衰退	因卵巢功能衰退，雌激素水平降低，阴道壁萎缩，黏膜变薄，上皮细胞内糖原含量减少，阴道内 pH 增高，局部抵抗力降低，致病菌容易入侵繁殖引起炎症
	阴道黏膜萎缩	由于阴道黏膜萎缩，上皮菲薄，血运不足，使阴道抵抗力降低，便于细菌侵入繁殖引起炎症病变
	其他原因	个人卫生习惯不良，营养缺乏，尤其是 B 族维生素缺乏，可能与发病有关。此外，手术切除双侧卵巢、卵巢早衰、盆腔放疗后、长期闭经、长期哺乳等均可引起本病发生
结语		女性绝经后进入老年期，有些妇女尽管自身非常注重讲究卫生，平时也有良好的卫生习惯，但仍然十分容易发生阴道炎

36. 老年性阴道炎在治疗上有何不同

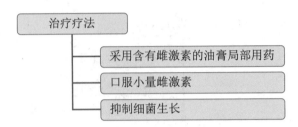

治疗方法	采用含有雌激素的油膏局部用药	此种油膏为雌激素和一定量的抗生素按一定比例制成的膏状药物。上药前先清洗外阴，拭干后，用推注器将药膏直接推入外阴、阴道，隔日放药 1 次，共 2~3 次即可收效
	口服小量雌激素	通常可用炔雌醇 0.0125mg 或混合雌激素片（倍美力）0.3mg，每日 1 次，口服，不仅可以治疗老年性阴道炎，对尿频、尿失禁等症状亦可明显改善。但是雌激素制剂对于乳腺癌和子宫内膜癌患者禁止应用，肝功能异常者亦不宜应用
	抑制细菌生长	用 1%乳酸或 0.5%醋酸液冲洗阴道，每日 1 次，增加阴道酸度，抑制细菌生长。阴道冲洗后，应用抗生素如保妇康栓、甲硝唑栓、氟哌酸胶囊等放于阴道深部，每天 1 次，7~10 天为 1 个疗程
结语		根据老年性阴道炎的特点，在治疗上除了对症处理外，还应适当补充雌激素，改善阴道内环境，增加阴道黏膜的抵抗力和抑制细菌的生长

37. 怀孕妇女得了阴道炎如何治疗更安全

孕期常见的阴道炎症的治疗

念珠菌性阴道炎：以局部用药为妥

滴虫性阴道炎：口服甲硝唑配合阴道栓剂

细菌性阴道病：口服全身给药

孕期常见的阴道炎症的治疗	念珠菌性阴道炎	据统计，约有 1/3 的孕妇阴道中带有念珠菌，发病率在 15% 左右，而普通健康妇女阴道中的带念珠菌率仅为 10%～20%；另外，当胎儿经阴道分娩时，也可能被念珠菌感染，多引起口腔念珠菌病，如通常所说的鹅口疮就是口腔念珠菌感染引起的；有些婴儿还可能出现肛门周围念珠菌性皮炎。由此可见，为了避免感染胎儿，孕妇患此病后应积极治疗，治疗以局部用药为妥，如制霉菌素栓、克霉唑栓（凯妮汀栓）、保妇康栓等外用药物对孕妇和宝宝都是安全的，禁用口服唑类药物。孕期念珠菌阴道炎易反复发作，须反复治疗，一般产后即自然停止发作
	滴虫性阴道炎	妊娠期体内高雌激素有利于阴道内厌氧菌的生长。妊娠期滴虫性阴道炎不仅造成与非妊娠期同样的不适感，影响生活及工作，而且还有围生期感染所致的不良后果。孕中期感染滴虫性阴道炎者胎膜早破、早产、低体质量儿发生率明显增加，因胎膜早破致宫内感染的也有报道。故最近美国疾病控制中心认为对有症状的孕妇需进行治疗，既往认为妊娠期应用甲硝唑可能有致胎儿畸形作用，故不主张应用。最近美国的一些研究证明，人类妊娠期应用甲硝唑并未增加胎儿畸形率，且全身用药能有效灭活滴虫菌，优于局部用药，所以推荐甲硝唑 2g，单次剂量口服。局部用药方案：灭滴灵泡腾片阴道内置入，每日 1 次，连续 7～10 天

孕期常见的阴道炎症的治疗	细菌性阴道病	细菌性阴道病是由于阴道内乳酸菌减少而其他细菌大量繁殖，主要是加特纳阴道杆菌、各种厌氧菌及支原体等引起的混合感染。妊娠期细菌性阴道病会导致一些不良妊娠结果，如自然流产、绒毛膜羊膜炎、胎膜早破、早产、宫内感染、胎儿宫内生长受限等。由于本病与不良妊娠结果有关，对任何有症状的孕妇及无症状的高危孕妇均需进行细菌性阴道病的筛查和治疗。由于本病在妊娠期有合并上生殖道亚临床感染的可能，多选择全身口服用药。推荐的治疗方案为甲硝唑 0.2g，每天 3～4 次，连服 7 天。或克林霉素 0.3g，每天 2 次，连服 7 天。近年来，生物治疗越来越受到重视，乳酸菌活菌阴道胶囊每粒含 600 万活乳酸菌，通过阴道上药乳酸菌活菌能黏附于阴道壁，有效改善阴道内酸性环境，抑制阴道加特纳杆菌等致病微生物，调整由于各种原因引起的菌群失调，恢复阴道内生态环境，是细菌性阴道病理想的治疗药物
结语		妊娠期性激素水平升高，使阴道上皮内糖原含量增加，阴道 pH 有所改变；同时肾糖阈降低，尿糖含量增高，这些变化都有利于孕妇阴道致病菌的生长繁殖，需采取有效安全的手段进行治疗

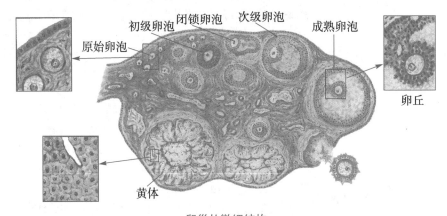

卵巢的微细结构

38. 得了妇科炎症会影响怀孕吗

不同部位的炎症或相同部位不同程度的炎症对生育的影响程度各有所不同
阴道炎症降低精子活力
宫颈糜烂影响精子穿透子宫颈管
子宫内膜炎症影响受精卵着床
输卵管炎症妨碍精子和卵子运送，影响受孕或导致宫外孕

不同部位的炎症或相同部位不同程度的炎症对生育的影响程度各有所不同	阴道炎症	阴道有炎症时，大量脓细胞可以吞食精子，降低精子活力，缩短寿命。淋球菌、支原体、衣原体、滴虫、霉菌等病原体的存在，除可直接吞噬精子外，还可使精子数量减少，质量降低。此外，由于交叉感染，男方会因感染而引起尿道炎、前列腺炎、附睾炎，直接影响精子的质量，降低受孕率，甚至不孕
	宫颈糜烂	宫颈糜烂与不孕之间有一定的关联性，但无绝对的必然性。轻度宫颈糜烂对生育是不会造成太大的影响，而中重度糜烂，子宫颈管内黏稠脓性白带增多，一方面不利于精子运动和穿透子宫颈管，另一方面大量白细胞可以吞噬精子，对生育是有一定影响的。此外，宫颈管息肉是因为宫颈管黏膜长期受炎症刺激增生形成的，它可以直接影响精子的通畅穿透而致不孕
	子宫内膜炎症	子宫内膜是孕育宝宝的温床。急性子宫内膜炎症时，子宫内膜充血、水肿、有大量炎性渗出物，严重者内膜坏死、脱落形成溃疡，一方面炎性渗出物有杀伤精子作用，另一方面炎症改变了子宫内的正常环境，即使有个别侥幸存活的精子与卵子结合成受精卵，也不能在子宫内着床。部分患者急性内膜炎严重，炎症控制后，可留下严重的后遗症，即子宫内膜组织破坏，宫腔形成粘连、瘢痕，导致月经量减少，病变广泛者甚至闭经，这种伤痕累累的宫腔想孕育宝宝相当困难。此外，慢性炎性子宫内膜局部血管和结缔组织增生，可形成子宫内膜息肉，即蒂性息肉状赘生物突入宫腔内，息肉大小和数目不一，多位于子宫体部，这件息肉状赘生物犹如"杂草"生长于子宫内膜，影响着床

不同部位的炎症或相同部位不同程度的炎症对生育的影响程度各有所不同	输卵管炎症	输卵管是精子和卵子"鹊桥相会"的场所。输卵管发炎时，黏膜层反复炎症、充血，久之纤毛运动功能受损或纤毛被损坏，妨碍精子和卵子运送，影响受孕或导致宫外孕；输卵管积脓或输卵管卵巢脓肿后，管腔内脓液吸收，被浆液性渗出物代替形成输卵管阻塞积水，精子无法和卵子相遇结合，直接导致不孕；输卵管周围炎症后形成的粘连造成输卵管扭曲，形似腊肠或呈曲颈的蒸馏瓶状，影响输卵管蠕动和排卵作用，不仅受孕概率随之下降，还可能导致宫外孕。 此外，因输卵管炎症使卵巢功能受损而月经不调，也会影响排卵从而导致不孕。据报道，输卵管炎症是不孕症的重要原因，占不孕症的 30%～40%。急性盆腔炎后不孕的发生率为 20%～30%，且不孕发生率与发作次数有关，第一次盆腔炎发作后，不孕危险性为 8%～13%，第二次为 19%～36%，第三次为 40%～60%
结语		妇科炎症的种类繁多，这些不同部位的炎症或相同部位不同程度的炎症对生育的影响程度也各有所不同

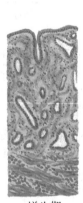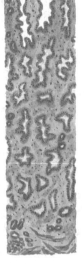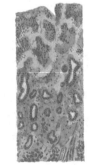

增生期　　　　　　分泌期　　　　　　月经期

子宫内膜的周期性变化

39. 什么是产褥感染

```
产褥感染
    └── 产后42天内发生的局部或全身性由产道侵入致病菌的疾病
    └── 病因不同症状不同
```

产褥感染	定义	产褥期是指从胎盘娩出至产后 42 天这段时间。产褥感染就是指在这段时间内，由于致病细菌侵入产道而引发局部或全身性的感染
	临床表现	（1）急性外阴、阴道、宫颈、剖宫产切口感染　会阴撕裂伤或会阴侧切伤口是会阴感染的最常见部位，可见伤口疼痛、充血、水肿、针孔感染化脓，严重者伤口裂开；阴道若有感染可见阴道疼痛，黏膜红肿，分泌物多，有臭味，严重者甚至出现溃疡、畏寒、发热；宫颈感染可见宫颈红肿，脓性分泌物，有臭味；剖宫产切口处发生感染，局部出现红肿、化脓、压痛明显等症状，拆线以后刀口裂开。 （2）盆腔内感染　子宫内膜是最常受累的部位，致病菌可通过子宫内膜侵入到子宫肌层。如果产妇的抵抗力较弱而致病菌毒力强，则可继续向宫旁结缔组织扩散，形成盆腔结缔组织炎及附件炎，甚至形成急性盆腔腹膜炎，严重者可形成盆腔脓肿。症状可见腹痛明显，阴道内大量脓性分泌物并伴有臭味，高热，寒战，白细胞升高，体温常超过 38℃，热度持续 24 小时不退。 （3）血栓性静脉炎　包括盆腔内血栓性静脉炎和下肢血栓性静脉炎。盆腔内静脉炎可累及子宫静脉、卵巢静脉、左肾静脉、下腔静脉，炎症向下扩散可形成下肢血栓性静脉炎，症状可见患肢疼痛、肿胀、皮肤发白、局部皮肤温度上升，俗称"股白肿"。如果发生栓子脱落，栓子可栓塞在肺、肾、脑，引起严重后果。血栓性静脉炎可表现为寒战、高热、腹痛、下肢持续性疼痛
	临床表现	（4）脓毒血症、败血症　感染血栓脱落进入血循环，可引起脓毒血症。若细菌大量进入血循环并繁殖形成败血症，患者持续高热、寒战，全身中毒症状明显，可出现心、脑、肾等脏器功能损害，甚则出现昏迷、休克，严重危及生命

产褥感染	病因	目前认为，孕期及产褥期阴道内的生态极其复杂，有大量需氧菌、厌氧菌、真菌以及衣原体、支原体等，以厌氧菌占优势。另外，许多非致病菌在特定的环境下也可以致病
结语		分娩给机体带来较多创伤，再加上产时体力消耗大，抵抗力下降，这时病原体易乘虚而入。此时如果加上产妇又有孕期卫生不良、严重营养不良、贫血、胎膜早破、产后出血等合并症及并发症，那么造成的产褥感染就可能迅速扩散，甚至危及生命

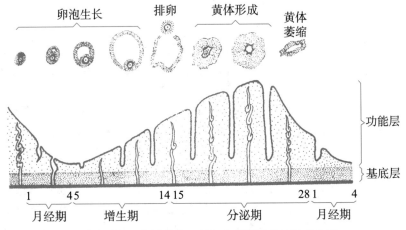

子宫内膜的周期性变化及其与卵巢周期性变化的关系

40. 如何预防产褥感染

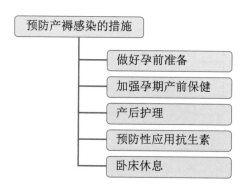

预防产褥感染的措施	做好孕前准备	有生育要求的女性在怀孕前应做好充分准备。加强身体锻炼，增强营养，使自己有一个健康的身体，为以后受孕、生产打下良好的基础
	加强孕期产前保健	怀孕后应定期检查，及时调整饮食结构，并适当参加锻炼，增强机体抵抗力，积极纠正贫血等内科合并症。分娩前2个月应禁止性生活及盆浴
	产后护理	产妇应注意休息，营养饮食，保持外阴清洁每日擦洗2次，注意环境卫生。如为剖宫产或会阴侧切者，应注意伤口清洁卫生
	预防性应用抗生素	若出现胎膜早破超过12个小时或产程长、阴道操作次数多、贫血者，应口服抗生素预防性治疗。对于阴道助产及剖宫产者，产后预防性应用抗生素
	卧床休息	已发生产褥感染的产妇，应卧床休息，取半卧位，有利于引流，食用有营养、易消化的食品，并及时彻底地治疗
结语		产褥感染的发生对产妇有很大的危害性，严重者可危及产妇的生命，所以预防产褥感染胜于治疗

41. 什么是性传播疾病

性传播疾病
├── 通过性交传播的疾病，主要病变在生殖器
├── 病毒、细菌、真菌、寄生虫等均可为致病菌
└── 致病菌不同症状差异较大

性传播疾病	定义	性传播疾病，传统观念是指通过性交行为传染的疾病，主要病变发生在生殖器部位。包括梅毒、淋病、软下疳、性病性淋巴肉芽肿和腹股沟肉芽肿五种，曾被称为"花柳病"
	病因	①病毒：如引起尖锐湿疣、生殖器疱疹、艾滋病 ②衣原体：如引起性病性淋巴肉芽肿、非淋菌性尿道炎 ③支原体：如引起非淋菌性尿道炎 ④螺旋体：如引起梅毒 ⑤细菌：如引起淋病、软下疳 ⑥真菌：如引起外阴阴道念珠菌病 ⑦寄生虫：如引起阴道毛滴虫病、疥疮、阴虱等。这些病原体广泛存在于自然界，在适宜的温度下生长繁殖而发病
	临床表现	由于性病是一组疾病的总称，其症状因病而异，感染了性病病原体后，有的人有明显的临床表现，但是，也有的人没有任何表现。男性常出现尿频、尿急、尿痛及尿道口分泌物；阴囊肿大；女性阴道分泌物异常（增多、颜色发黄、有异味、脓性或血性等）；女性外阴瘙痒，下腹痛；生殖器部位出现水疱、糜烂、溃疡；生殖器部位出现赘生物；腹股沟淋巴结肿大；全身出现不痛不痒的对称分布的皮疹，尤其是在手心、足底出现这样的皮疹
结语		性传播疾病是指可经性行为或类似性行为传播的一组传染病

42. 性传播疾病只能通过性行为传播吗

```
性传播疾病的传播途径
        ├── 性行为（主要传播途径）
        └── 其他途径传播
```

性传播疾病的传播途径	性行为	性交是性传播疾病的主要传染途径，当健康人与患者性交时，病原体可以通过生殖器皮肤黏膜的轻度擦伤侵入人体，如淋病、梅毒，或者是能过性交时身体的密切接触而传染，如疥疮、传染性软疣、阴虱等。其他性行为如口-生殖器接触、口-肛门接触、生殖器-肛门接触（肛门性交）都是传播途径之一
	其他途径	通过其他途径感染，如直接接触患者的新鲜感染组织或其新鲜分泌物而受到感染；经静脉输注受感染的血液而受到感染；经过胎盘、产道等途径由母亲传给胎儿或新生儿而致的感染
结语	性传播疾病的获得不一定是通过性行为	

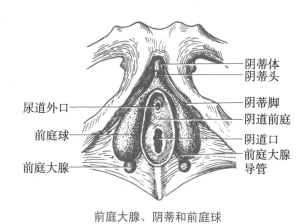

前庭大腺、阴蒂和前庭球

病　因　篇

43. 导致妇科炎症的常见因素有哪些

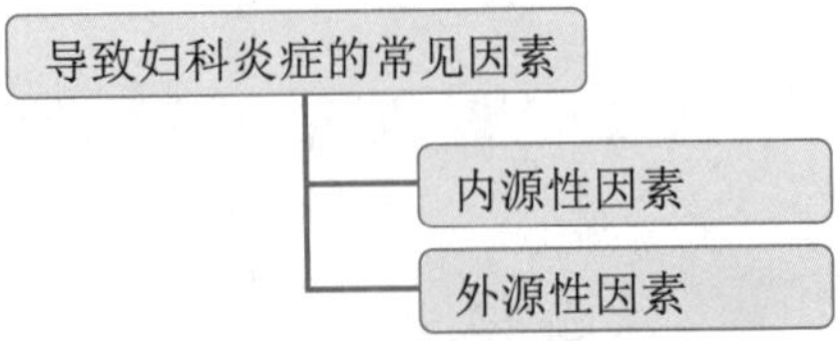

导致妇科炎症的常见因素	内源性因素	（1）个人卫生状况　我们都知道，正常女性的生殖器有多道防御屏障。但当个人不注意卫生时，或者不良卫生习惯时，如经期不注意卫生、使用不洁卫生垫、经期性生活、不洁性生活、性交过频等，病菌将会上行，穿过子宫颈，进入子宫腔。而经期是女性抵抗力最弱的时候，致病菌将会大量繁殖，并在子宫腔的创面上聚集，进入输卵管，可能引起输卵管炎、盆腔炎症。 （2）全身状况　女性生殖器有天然的独特之处和“自净作用”，阴道组织解剖学及生物化学特点不利于有害菌的生长、繁殖和上行。在一些健康者中，可以检出携带真正的致病菌，但并不发病，如果平时不注重个人卫生，再加上妇女患有贫血、营养不良、高热、过度虚弱或疲劳时，由于抵抗力降低，微生物之间的正常生理组合便会发生变化，生态平衡失调，则会导致菌群紊乱，进而发病，增加受感染的风险。因此健康的身体对于抵制炎症是至关重要的
	外源性因素	包括一些妇产科手术及医源性因素。例如：进行宫腔操作时，术者无菌观念不强，不能严格按照无菌操作步骤进行手术，或者手术器械消毒不够严格，此时患者由于手术本身处于抵抗力下降状态，那么术后可能会导致感染；人流、分娩等妇科手术对宫颈及阴道可能造成的损伤，这些部位潜在的病原体可经血行或上行传播，引发感染
结语		导致妇科炎症的常见原因主要归类为以上两大因素

44. 与妇科炎症相关的生理性病因是什么

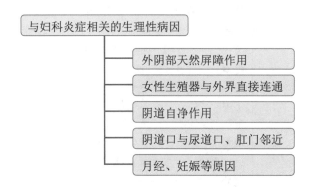

与妇科炎症相关的生理性病因	外阴部天然屏障作用	妇女有天然的比较完美的保护屏障，增强了对感染的防御能力，在正常生理状态下，外阴的大阴唇自然合拢，像两道天然的屏风，遮盖阴道口、尿道口，防止外界微生物的污染，但是女性的外阴部位皮肤非常娇嫩，皮肤汗腺丰富，皱褶多，隐蔽不暴露，透气性差，也容易被病菌攻击。当天气炎热，穿着不透气，局部汗液较多时，加上局部的摩擦，易产生病变，如局部的毛囊炎、疖肿等
	女性生殖器与外界直接连通	阴道上端与子宫、输卵管相连直通腹腔，下端则与外界直接相通，这是女性生殖器的独特之处。因此当出现生殖器官的炎症时，特别是在抵抗力、免疫力下降的时候，病菌可由阴道进入子宫，再通过输卵管进入卵巢、腹腔，导致盆腔炎症的产生
	阴道自净作用	通常情况下，阴道前后壁紧贴在一起，阴道内含有大量的乳酸菌，它分解糖原后产生乳酸，使阴道酸碱度保持在 pH 4～4.5，阴道内呈现为一个酸性环境。而宫颈管内黏液分泌形成黏液栓呈碱性，这种阴道组织解剖学及生物化学特点不利于有害菌的生长，繁殖和上行。但在局部遭到破坏以及抵抗力下降时，有些病菌和病原体就会乘虚而入。当妇女开始有性生活后，那么精液、月经、口服避孕药或是抗生素的广泛应用会干扰阴道的 pH，减弱阴道的酸性保护，有利微生物的生长，增加阴部受感染风险，有特殊病原体侵入时，即可引起炎症反应

与妇科炎症相关的生理性病因	阴道口与尿道口、肛门邻近	阴道的开口处前方是尿道口，后方是肛门，很容易遭受尿液、粪便的污染，容易滋生病菌。其中，既有常驻的各种微生物（包括细菌、病毒和支原体等），又可因性接触，而临时带入多种病原体。在一些健康带菌者中，虽然可以检出携带真正的致病菌，但并不发病。如果平时不注重个人卫生，再加上生态平衡失调，则会导致菌群失调，进而发病，增加受感染的风险
	月经、妊娠等原因	由于月经、妊娠等原因，子宫颈长期浸泡于刺激性的分泌物中，上皮脱落，容易导致宫颈内膜褶皱以及腺体内多种病原体潜藏其中，成为一个潜在的感染源。当妇女患有贫血、营养不良、高热、过度虚弱或疲劳时，由于抵抗力降低，微生物之间的正常生理组合便会发生变化，以致细菌比例失调而产生致病性
结语		女性生殖器官由于生理结构的一些特殊性，在特殊情况下往往容易导致疾病的产生

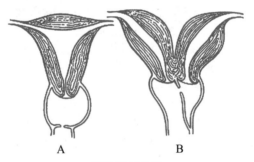

阴道发育异常

A. 阴道横隔；B. 阴道斜隔

45. 与妇科炎症相关的病理性因素有哪些

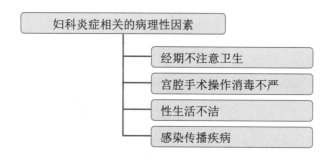

妇科炎症相关的病理性因素	经期不注意卫生	经期不注意卫生，使用不洁卫生垫，经期发生性生活等
	宫腔手术操作消毒不严	宫腔手术操作消毒不严，人流、分娩等妇科手术对宫颈及阴道造成损伤，引发感染。妇女在宫腔操作手术后，如人流术后、放置宫内节育器后、产后等，抵抗力下降，如阴道有炎症，或术后不洁性生活，身体其他部位感染等，病菌可经血行或上行传播，导致盆腔内子宫及输卵管、卵巢发生炎症
	性生活不洁	性生活会对局部组织产生损伤或交叉感染，而阴道黏膜内及宫颈内膜褶皱以及腺体内有多种病原体潜藏其中，正常状况下并不发病或致病，一旦出现外因如局部的损伤或是抵抗力下降等则会导致发病
	感染传播疾病	不洁性生活、性交过频导致病原体的入侵。女性的子宫内膜炎、输卵管炎、子宫内膜异位症等疾病甚至不孕症的高发生率，与不洁性生活有很大的关系。不洁性生活时，阴茎带至阴道大量的致病菌，这些致病菌随即上行，穿过子宫颈，进入子宫腔，通过输卵管可进入腹腔
结语		经期不注意卫生、宫腔手术操作消毒不严、性生活不洁、感染传播疾病等均是导致妇科炎症的病理性因素

46. 导致盆腔炎的常见因素有哪些

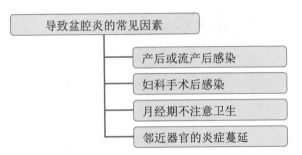

导致盆腔炎的常见因素	产后或流产后感染	患者产后或小产后体质虚弱，宫颈口经过扩张尚未很好地关闭，此时阴道、宫颈中存在的细菌有可能上行感染盆腔。如果宫腔内尚有胎盘、胎膜残留，则感染的机会更大，特别是流产后短期内发生性生活则明显增加上行性感染的概率
	妇科手术后感染	行人工流产术、放环或取环手术、输卵管通液术、输卵管造影术、子宫内膜息肉摘除术，或黏膜下子宫肌瘤摘除术时，如果手术中消毒不严格或是没有严格的无菌操作，或本身存在有生殖系统慢性炎症，即有可能引起术后感染。也有部分患者手术后不注意个人卫生，或术后不遵守医嘱，进行性生活，同样可以使细菌上行感染，引起盆腔炎。因此，术前的严格检查，术中的严格操作，术后的严格遵守医嘱是降低盆腔炎发生所必不可少的
	月经期不注意卫生	月经期间子宫内膜剥落，宫腔内血窦开放，并有凝血块存在，是细菌滋生的良好条件。如果在月经期间不注意卫生，使用卫生标准不合格的卫生巾或卫生纸，或者有性生活，就会给细菌提供逆行感染的机会，从而导致盆腔炎的发生
	邻近器官的炎症蔓延	最常见的是发生阑尾炎、腹膜炎时，由于它们与女性内生殖器官毗邻，炎症可以通过直接蔓延，引起女性盆腔炎症。患慢性宫颈炎时，炎症也能够通过淋巴循环，引起盆腔结缔组织炎
结语		产后或流产后感染、妇科手术后感染、月经期不注意卫生、邻近器官的炎症蔓延等均是导致盆腔炎的主要原因

47. 盆腔炎在我国为何发病率较高

```
盆腔炎发病率高的原因
        卫生条件限制、卫生意识淡薄
        急性炎症迁延
```

盆腔炎发病率高的原因	卫生条件限制、卫生意识淡薄	我国为发展中国家，由于个人卫生条件以及医疗条件的限制，以及在妇科小手术和计划生育手术中部分地区及医务人员无菌操作观念淡漠，加之广泛应用宫内节育器后患者不注意个人卫生，没有良好的卫生习惯及卫生条件等等原因，使盆腔炎的发病率很高，盆腔炎也位列妇科疾病之首，成为需要迫切解决的问题
	急性炎症迁延	妇女的盆腔炎症有急性、慢性之分。慢性盆腔炎多由急性盆腔炎治疗不彻底，病程迁延所致，也有的妇女并没有急性盆腔炎的过程，而直接表现为慢性盆腔炎
结语		由此可见，降低盆腔炎症的发生需要从基本做起，增强国力，创造良好的卫生条件和卫生环境；需要从个人做起，养成良好的卫生习惯，严格的遵守卫生常规，从而降低疾病的发生

48. 阴道炎的发病原因是什么

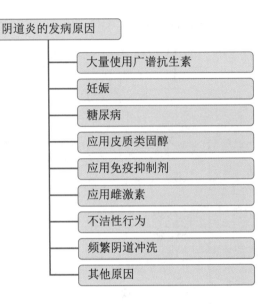

阴道炎的发病原因		
阴道炎的发病原因	大量使用广谱抗生素	抗生素是罪魁祸首，通常妇女阴道中寄生着许多细菌，这些不同的菌群间相互制约，形成共生状态，是不致病的。广谱抗生素的大量、长期应用，无论是口服还是注射或者输液，都会抑制阴道的乳酸菌，扰乱阴道的自然生态平衡，相互间的抑制作用被改变。改变了阴道的微环境，致病的细菌、病原体就可能繁殖，最终导致局部的白色念珠菌得以大量繁殖。随着抗生素应用的日益广泛，霉菌性阴道炎的发病率也有所升高。所以，一般情况下不要大量、长期使用抗生素类药物
	妊娠	妊娠期体内性激素水平较平时明显升高，这会使阴道上皮细胞内糖原含量增加，增加阴道酸度，形成有利于念珠菌生长的环境，同时，妊娠可使细胞的免疫力下降，容易致病
	糖尿病	患糖尿病后，体内糖代谢紊乱，血糖升高，阴道上皮细胞内糖原含量增加，同样使阴道内酸度增加，细菌宜于生长繁殖

阴道炎的发病原因	应用皮质类固醇	长期应用皮质类固醇会使白细胞吞噬能力下降，降低机体免疫力，同时皮质类固醇还能使机体血糖水平升高，使霉菌性阴道炎发生的可能性增加
	应用免疫抑制剂	应用免疫抑制剂会使机体免疫力下降，易患阴道炎
	应用雌激素	雌激素有使糖原在阴道上皮细胞内沉积的作用。这些糖原在阴道乳酸菌的作用下分解成乳酸，使阴道酸度增加，有利于念珠菌生长
	不洁性行为	念珠菌性阴道炎和滴虫性阴道炎，这两种疾病都可通过无保护的性行为进行传播。滴虫是可以寄生在男性和女性生殖道的，男性主要寄生在男性的尿道、尿道旁腺，甚至膀胱。而男性生殖器官有毛滴虫以后，没有任何症状，在性行为以后，可直接传染给女方而导致发病
	频繁阴道冲洗	有些女性经常使用药用洗液来清洗阴道，这样很容易破坏阴道的酸碱环境，反而容易感染阴道炎症
	其他原因	患严重疾病使抵抗力下降，或复合维生素 B 缺乏时，也容易发生阴道炎。此外，也有人认为口服避孕药会使阴道炎的发生率增加
结语		生活中许多生理的、物理的因素，可以破坏阴道的酸碱度平衡，也就破坏了人体的自我调节功能，造成菌群的迅速繁殖，而引起阴道炎

49. 非特异性外阴炎的常见病因有哪些

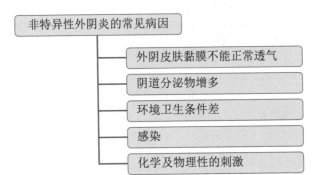

非特异性外阴炎的常见病因		
非特异性外阴炎的常见病因	外阴皮肤黏膜不能正常透气	长期穿着过紧的尼龙内裤，导致外阴皮肤黏膜不能正常透气，分泌物长时间聚集附着于皮肤黏膜上，引起外阴炎症。女性的外阴部位皮肤非常娇嫩，皮肤汗腺丰富，皱褶多，隐蔽不暴露，透气性差，也容易被病菌攻击，当天气炎热，穿着不透气，局部汗液较多时，加上局部的摩擦，易产生病变，如局部的毛囊炎、疖肿等
	阴道分泌物增多	由于其他疾病引起的阴道分泌物增多，如宫颈、阴道的炎性白带，宫颈癌的分泌物，经血或产后恶露的刺激，使外阴部长期处于潮湿、浸润状态，致使皮肤抵抗力下降，可引起不同程度的外阴炎
	环境卫生条件差	由于居住环境卫生条件差，洗衣时内裤与其他衣物混洗；或用手搔抓外阴部，造成交叉感染
	感染	由于性交、接产、手术、洗澡等造成的感染
	化学及物理性的刺激	其他如月经垫、尿瘘患者的尿液浸渍、粪瘘的粪便刺激、糖尿病的糖尿刺激以及化学及物理性的刺激等也可引起外阴炎
结语		非特异性外阴炎，顾名思义就是不是由于特定致病菌引起的外阴炎症，而是由于外阴不洁或者是异物刺激所引起的，常见多种细菌混合感染，致病菌为葡萄球菌、链球菌、大肠埃希菌等

50. 非特异性外阴炎急慢性期各有哪些症状

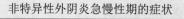

非特异性外阴炎急慢性期的症状		
	急性炎症	瘙痒及疼痛或有灼热感
	慢性炎症	外阴瘙痒

非特异性外阴炎急慢性期的症状	急性炎症	患者先感到外阴不适，继而出现瘙痒及疼痛，或有灼热感，于活动、性交、排尿及排便时加重。同时可出现外阴部位（包括大、小阴唇，阴蒂）皮肤及黏膜有不同程度的肿胀充血、糜烂、常有抓痕，严重者形成溃疡或湿疹
	慢性炎症	主要表现为外阴瘙痒（甚至奇痒），病程长则皮肤增厚、粗糙、皲裂，甚至苔藓样变。也可以伴有排尿痛或性交痛
结语		非特异性外阴炎常见葡萄球菌、链球菌、大肠埃希菌等多种细菌混合感染

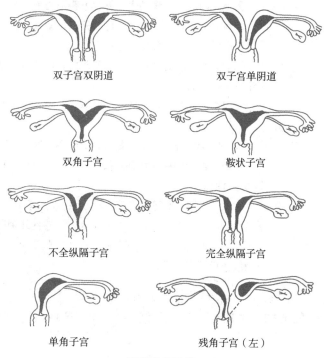

双子宫双阴道　　　　　　双子宫单阴道

双角子宫　　　　　　鞍状子宫

不全纵隔子宫　　　　　　完全纵隔子宫

单角子宫　　　　　　残角子宫（左）

子宫发育异常

51. 前庭大腺脓肿的病因是什么

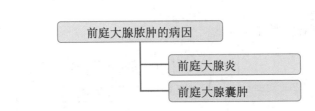

前庭大腺脓肿的病因	前庭大腺炎	由于前庭大腺开口于小阴唇内侧，邻近肛门和阴道，因此在性交、分娩、月经血或其他情况污染外阴时，病原体容易侵入而引起前庭大腺炎。腺管口往往因肿胀或渗出物凝集而阻塞，脓液不能外流，积存而形成前庭大腺脓肿。主要病原体为葡萄球菌、大肠埃希菌、链球菌、肠球菌，目前淋病奈瑟菌及沙眼衣原体已成为常见的病原体。该病多发生在生育年龄的妇女，婴幼儿及绝经妇女很少发生。炎症多发生一侧，偶见双侧同时受累
	前庭大腺囊肿	另外，前庭大腺囊肿也可继发感染形成前庭大腺脓肿。前庭大腺囊肿主要是由于前庭大腺管开口部阻塞，分泌物积聚于腺腔而形成的。前庭大腺管阻塞的原因如下： ①前庭大腺脓肿消退后，腺管阻塞，脓液吸收后，被黏液分泌物所代替而形成囊肿。 ②腺腔内的黏液浓稠或先天性腺管狭窄，分泌物排出不畅，导致囊肿形成。 ③非特异性炎症阻塞，如分娩时会阴与阴道裂伤后瘢痕阻塞腺管口，或会阴后斜切开术损伤腺管，使分泌物积聚于腺腔而形成囊肿。 ④前庭大腺囊肿可继发感染形成脓肿，反复感染使囊肿增大。若囊肿小，无自觉症状；若囊肿大，可感到外阴坠胀或有性交不适。囊肿可单侧，也可双侧。一般呈椭圆形，大小不等，可持续数年不变
	结语	因此，预防本病的关键是注意外阴的清洁卫生，杜绝一切感染的因素。提倡早期诊断、早期治疗，可免除脓肿形成后要切开的排脓之痛苦

52. 引起外阴瘙痒的原因有哪些

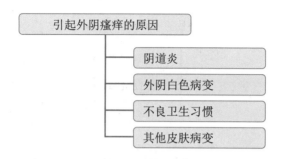

引起外阴瘙痒的原因	阴道炎	最常见的是念珠菌或滴虫阴道炎引起的瘙痒。念珠菌引起的瘙痒最为严重，患者常夜不能寐，搔抓外阴；阴虱、疥疮也可致外阴瘙痒；蛲虫病引起的幼女肛周及外阴瘙痒常在夜间发作
	外阴白色病变	中老年患者多见，以奇痒为特征，伴外阴皮肤黏膜色素减退，变白。患者常自用药物，药物应用不当引起过敏，或化学品刺激如肥皂、避孕套、新洁尔灭、红汞等可直接刺激或过敏引起外阴炎，导致瘙痒症状加剧
	不良卫生习惯	不注意外阴局部清洁，皮脂、汗液、经血、阴道分泌物长期刺激，或尿、粪浸渍，可引起外阴瘙痒；经期卫生巾，平时穿不透气化纤内裤，均可因局部长时间湿热淤积而诱发瘙痒
	其他皮肤病变	如擦伤、寻常疣、疱疹、湿疹、肿瘤等均可引起外阴瘙痒
结语		外阴瘙痒是一种症状，可由各种不同病变所引起，但也可发生在外阴完全正常者，一般多见于中老年妇女。瘙痒使人坐卧不安，干扰患者的工作与正常生活

53. 为什么女性易得霉菌性阴道炎

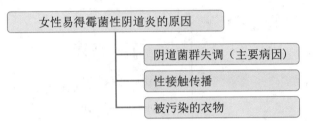

女性易得霉菌性阴道炎的原因	阴道菌群失调	假丝酵母菌是阴道内常住菌群，其繁殖、致病性和发病与否取决于许多因素。尤其是自身抵抗力降低以及阴道内环境的变化均可为真菌繁殖提供良好条件，除性传播外，尚有妊娠、避孕药、抗生素等原因可以引起假丝酵母菌大量繁殖并致病。霉菌性阴道炎的感染途径有很多，当人体抵抗力下降，或患严重疾病，复合维生素 B 缺乏，或长期应用免疫抑制剂时，假丝酵母菌性阴道炎就容易乘虚而发
	性接触传播	性行为感染也是一个重要的感染途径，还需引起注意的是，家庭内部感染也是不容忽视的感染途径
	被污染的衣物	被污染的衣物用具，消毒不合格的卫生巾、卫生纸、护垫
结语		霉菌性阴道炎也称念珠菌性阴道炎，是由念珠菌感染引起。其发病率仅次于细菌性阴道病。念珠菌性阴道炎多见于幼女、孕妇、糖尿病患者，以及绝经后曾用较大剂量雌激素治疗的患者

54. 为何霉菌性阴道炎会反复发作

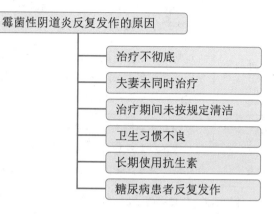

霉菌性阴道炎反复发作的原因	治疗不彻底	发生霉菌性阴道炎后用药不认真，不能彻底治疗，是导致疾病反复发作的重要原因。霉菌性阴道炎患者经过治疗，仍需要在每次月经干净后去医院复查，包括妇科检查及阴道分泌物化验，连续 3 次。如果此期间有 1 次又发现假丝酵母菌感染迹象就不能定为痊愈，而属于复发或再感染，需要继续治疗
	夫妻未同时治疗	夫妻双方未同时接受治疗，女性患霉菌性阴道炎后，通过性生活可以将病原体传给丈夫，使丈夫也成为带菌者，约10% 的男性可发生龟头包皮炎。如果仅女方治疗而男方未治，那么即使女方治愈也会被丈夫再感染，使假丝酵母菌在夫妻双方间反复"传递"，女性的假丝酵母菌阴道炎反复出现
	治疗期间未按规定清洁	治疗期间未按规定换洗、消毒内裤、毛巾，也可以成为假丝酵母菌再感染的原因
	卫生习惯不良	人体自身就可以是假丝酵母菌的携带者，存在于肠道中的假丝酵母菌感染阴道时即能引起霉菌性阴道炎，例如平时卫生习惯不良，大便后擦拭外阴时总是由肛门向尿道方向擦，就可能将肠道中的假丝酵母菌带入阴道，反复引发霉菌性阴道炎。内裤与袜子同洗。虽然因足癣传染而引起霉菌性阴道炎者极少，

霉菌性阴道炎反复发作的原因	卫生习惯不良	但并不是没有可能。如果引起足癣的细菌恰是白色假丝酵母菌，那么上述做法就会造成自身传染。另外，经常使用卫生标准不合格的卫生巾、卫生纸，或有洗盆浴的习惯，也有可能导致反复发生霉菌性阴道炎
	长期使用抗生素	经常或长期使用抗生素，反复破坏阴道菌群间的制约关系，使假丝酵母菌生长旺盛。对这类患者应该在服用抗生素的同时或治疗后给予抗真菌药物进行预防
	糖尿病患者反复发作	糖尿病患者反复发作霉菌性阴道炎是因为其阴道内酸度增加，以及长期尿糖，为假丝酵母菌的生长提供了有利的条件。因此治疗糖尿病是减少霉菌性阴道炎反复发作的关键
结语		女性的阴道 pH 值多在 3.8～4.4 范围内，是一个偏酸性的环境，而且阴道内部温暖潮湿，这些造就了一个适合霉菌生长的环境，因此霉菌总是寻找时机入侵阴道，大量繁衍，引起外阴阴道假丝酵母菌病

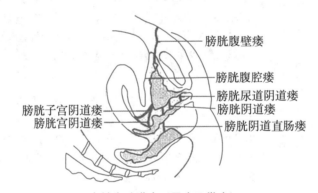

女性生殖道瘘（尿瘘及粪瘘）

55. 诱发婴幼儿外阴炎的常见因素有哪些

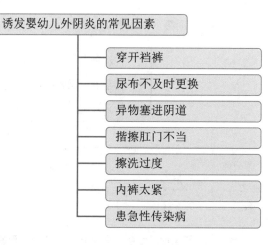

诱发婴幼儿外阴炎的常见因素	穿开裆裤	婴幼儿穿开裆裤，如不注意卫生易于细菌污染
	尿布不及时更换	婴儿尿布如不及时更换，则大小便刺激，可引起外阴皮肤感染
	异物塞进阴道	少数幼儿将异物塞进阴道而致外阴炎症
	揩擦肛门不当	大便揩擦肛门不当，以致大便污染外阴
	擦洗过度	外阴用肥皂水或其他清洁剂擦洗过度
	内裤太紧	内裤太紧或穿尼龙、人造纤维内裤
	患急性传染病	患急性传染病重时，全身抵抗力降低，若局部卫生不洁，也易于感染
结语		这个阶段婴幼儿穿开裆裤又有随处乱坐的习惯，外阴又易被尿液粪便浸渍，易感因素明显增加，因此护理稍有不当，这些因素均可引发婴幼儿外阴炎症，外阴红肿、疼痛或瘙痒

56. 孕妇为何易患外阴阴道假丝酵母菌病

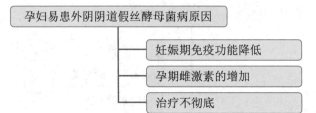

	妊娠期免疫功能降低	妊娠期免疫功能降低
孕妇易患外阴阴道假丝酵母菌病原因	孕期雌激素的增加	妊娠期孕妇的雌激素水平升高，使阴道上皮内糖原含量增加，阴道 pH 有所改变；同时肾糖阈降低，尿糖含量增高。这些都有利于假丝酵母菌的生长繁殖。这也是医师为什么有时让患者用低浓度苏打水洗涤的原因，其目的是为提高阴道的 pH，而抑制假丝酵母菌生长。阴道上皮对假丝酵母菌的吸附更具亲和力，使寄生菌变为致病菌。假丝酵母菌胞浆内的雌激素、孕激素受体，可直接刺激假丝酵母菌的生长
	治疗不彻底	孕妇担心药物可能对胎儿有不良影响，往往治疗不彻底，所以易复发
结语		据统计，约有 1/3 的孕妇阴道中带有假丝酵母菌，发病率在 15% 左右，而普通健康妇女阴道中的带假丝酵母菌率仅为 10%～20%。孕妇是外阴阴道假丝酵母菌病的高发人群

57. 细菌性阴道病有何特点

```
┌──────────────┐
│  细菌性阴道病  │
└──────┬───────┘
       │
       ├──────┤ 阴道菌群紊乱引起，症状不明显 │
       │
       └──────┤ 易牵延其他生殖器官，后果较严重 │
```

细菌性阴道病	病因	细菌性阴道炎症是由于菌群紊乱引起，阴道炎症并不明显，分泌物中白细胞不多，这与滴虫性阴道炎、老年性阴道炎等明显的阴道炎症不同，因此称为细菌性阴道病（BV）比阴道炎更恰当。频繁、混乱的性生活成为细菌性阴道病的主要传播途径，而生殖道感染的存在及较差的卫生条件，则为该病的促发因素
	危害	细菌性阴道病在妇科门诊患者中可占 1/3 左右，与性活跃、性乱交有关；细菌性阴道病是造成早产、胎膜早破、低体重儿的主要原因；细菌性阴道病是导致阴道假丝酵母菌病和滴虫感染的主要原因，是造成输卵管炎、子宫内膜炎、盆腔炎、泌尿系感染、术后感染的危险因素；是发生不孕症、宫外孕和妇科肿瘤的有关原因，所以不可轻视
结语	细菌性阴道病有较严重后果，不可轻视	

58. 滴虫性阴道炎的病因是什么

滴虫性阴道炎的病因

通常情况下都存在滴虫，但非致病性

阴道内环境发生改变，易致病

滴虫性阴道炎的病因	通常情况非致病性	通常，健康女性中有一部分人阴道内就带有阴道毛滴虫，但并不引起炎性反应。可能是阴道内环境暂时不适合滴虫生长，也可能因为感染的虫株毒力不强所致
	阴道内环境发生改变	当阴道内环境发生改变，有利于滴虫生长时，就可能引起滴虫性阴道炎。与机体所处的雌激素或雄激素水平密切相关，其发生一定是在高雌激素或高雄激素状态时，故常在月经期前后、妊娠期或产后等阴道 pH 改变时，引起炎症发作或症状加重，甚至还可引起继发性细菌感染，使病情更为严重
结语		滴虫性阴道炎是育龄期妇女非常常见的一种阴道炎症，其患病率仅次于阴道假丝酵母菌病

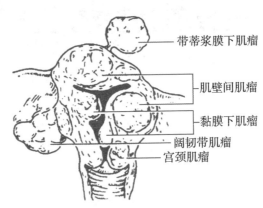

子宫肌瘤分类示意图

带蒂浆膜下肌瘤
肌壁间肌瘤
黏膜下肌瘤
阔韧带肌瘤
宫颈肌瘤

59. 阴道毛滴虫都有哪些传播途径

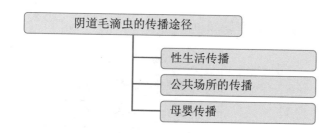

阴道毛滴虫的传播途径	性生活传播	在国外，阴道滴虫病主要是通过性生活传播，因此将它归属于性传播疾病
	公共场所的传播	在我国则传播方式有所不同，由于我国人口多，公共卫生设施较发达国家相对落后，因此，公共场所的传播也成为重要的传播途径。夏天里密度很大又消毒不严的游泳池，借穿他人内裤，租用泳衣等，都可能造成滴虫的传播。另外，家庭成员间互用洗浴盆、医源性交叉感染，也是导致滴虫间接传播的原因
	母婴传播	母亲患滴虫后传染给新生儿也是有可能的
结语		对于滴虫，任何人都有可能被感染，而阴道酸碱度有改变或免疫力低下的人群则更易于感染。滴虫病的传染源就是那些带虫者和被污染的物体

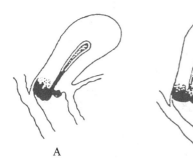
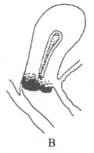
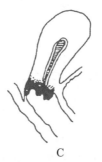
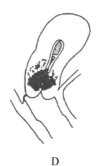

A   B   C   D

子宫颈癌类型（巨检）

A. 外生型；B. 内生型；C. 溃疡型；D. 颈管型

60. 为什么会宫颈肥大

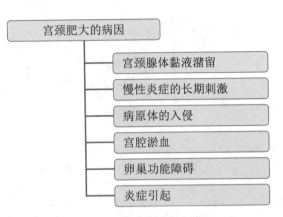

宫颈肥大的病因		
	宫颈腺体黏液潴留	宫颈腺体黏液潴留是引起女性宫颈肥大的原因之一，当女性的宫颈腺体黏液潴留发展严重的时候，会形成大小不一的囊肿，使得女性的宫颈变得肥大，造成宫颈肥大不孕
	慢性炎症的长期刺激	慢性炎症的长期刺激也会引起女性宫颈肥大，长期炎症的刺激包括了慢性盆腔炎，它会导致女性的宫颈充血、水肿，并使得宫颈腺体和间质发生增生，从而引发女性宫颈肥大不孕
宫颈肥大的病因	病原体的入侵	导致宫颈肥大的病原体包括了支原体、衣原体、细菌等，患者一旦感染支原体、衣原体等这些病毒，宫颈就会受到严重干扰，造成宫颈肥大不孕
	宫腔淤血	由于宫腔淤血会引起子宫结缔组织增生，因而导致宫颈肥大
	卵巢功能障碍	因为雌激素的长期刺激，宫颈基层变得肥大，临床上最常见的就是功能性子宫出血
	炎症引起	由于慢性附件炎、盆腔结缔组织炎都会引发子宫肌层内的原纤维增生，最后造成宫颈肥大
结语		宫颈肥大是慢性宫颈炎的一种。病原体感染宫颈黏膜引起的炎性改变。引起该病的病原体有支原体、衣原体、细菌、病毒，单纯的肥大不会影响怀孕，严重的宫颈炎，可引起子宫内膜炎、输卵管卵巢炎、输卵管粘连、阻塞，导致不孕不育

61. 宫颈息肉是什么原因导致的

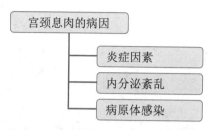

宫颈息肉的病因	炎症因素	一般认为是慢性炎症的长期刺激引起，长期的炎症刺激，促使宫颈黏膜过度增生，加上子宫有排除异物的倾向，使增生的黏膜逐渐自基底部向宫颈外口突出而形成息肉
	内分泌紊乱	特别是雌激素水平过高有关，雌激素促进阴道、子宫、输卵管和卵巢本身的发育，同时子宫内膜增生而产生月经。还能促使皮下脂肪堆积，促使体内钠和水的潴留，骨中钙的沉积等
	病原体感染	通常由分娩、流产、产褥期感染、手术操作或机械刺激、性交损伤子宫颈，病原体侵入引起感染而导致的
结语		临床上宫颈息肉恶变率不高，但由于炎症存在，息肉即使去除后仍会复发

62. 什么是宫颈腺体囊肿

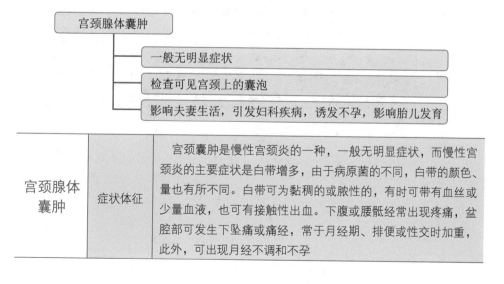

宫颈腺体囊肿	症状体征	宫颈囊肿是慢性宫颈炎的一种，一般无明显症状，而慢性宫颈炎的主要症状是白带增多，由于病原菌的不同，白带的颜色、量也有所不同。白带可为黏稠的或脓性的，有时可带有血丝或少量血液，也可有接触性出血。下腹或腰骶经常出现疼痛，盆腔部可发生下坠痛或痛经，常于月经期、排便或性交时加重，此外，可出现月经不调和不孕

宫颈腺体囊肿	临床表现	有的宫颈囊肿可以长得很大，突出于宫颈表面，甚至到达阴道口，根部与宫颈之间有蒂相连，常合并有宫颈肥大。检查时可以看到宫颈表面突出多个大小不一的青白色囊泡（并非紫色），内含黏液，小的有米粒大，大的有玉米粒大
	病因	在宫颈糜烂愈合过程中，新生的鳞状上皮覆盖宫颈腺管口或伸入腺管，将腺管口阻塞；腺管周围的结缔组织或瘢痕压迫腺管，使腺管变窄甚至阻塞，致腺体分泌物引流受阻，潴留而形成宫颈腺体囊肿。检查时可见宫颈表面突出多个青白色小囊泡，内含无色液体，若宫颈腺体囊肿感染，则外观呈白色或淡黄色小囊泡
	危害	①影响夫妻生活：得了宫颈囊肿后很多女性对夫妻生活表示恐惧。因为感染宫颈囊肿后，阴道常有瘙痒、灼热感，每次性生活后也会有阴道出血，让女性完全体会不到性生活的愉悦。患有宫颈囊肿的女性面对伴侣的性要求大都表现恐惧，不愿意，长此以往，必然会影响夫妻的感情 ②引发其他妇科疾病：宫颈囊肿是由于致病菌感染宫颈后引起的，如果不积极及时治疗宫颈囊肿，病菌就会继续影响周边的器官、组织而引起其他妇科疾病。 ③诱发不孕：如果放任宫颈囊肿的病情发展，病菌就很容易蔓延感染到附近的输卵管和卵巢等器官，输卵管被感染发生输卵管炎症，由于炎性渗出容易导致输卵管部分或全部堵塞而影响卵子的顺利通过，如果同时感染了卵巢，不孕的机会就更加大。 ④影响胎儿发育：怀孕后才发现有感染宫颈囊肿的话，就要格外重视，因为宫颈囊肿的致病菌有可能会穿透子宫，进入子宫内对胎儿的发育产生不利影响，可能会发生流产、早产等风险
结语		宫颈囊肿是慢性宫颈炎的一种，是常见的一种妇科疾病，宫颈囊肿又称纳氏腺囊肿，宫颈囊肿的患者无临床症状，在查体时偶然发现，不需特殊治疗。如果腺体囊肿较大，有白带增多等不适需及时治疗

63. 什么是宫颈外翻

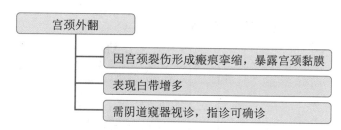

宫颈外翻	病因	由于分娩时宫颈裂伤较大未能及时修补，颈管黏膜自行愈合，形成一般较坚实的纤维性瘢痕外口松弛，常感染致水肿、充血宫颈变大、肥厚，宫颈内膜突出子宫颈管之外或者对干裂伤未能及时手术修补形成的瘢痕挛缩，使宫颈黏膜暴露于外而形成子宫颈内膜外翻
	临床表现	①症状：以白带增多为主要临床表现未感染时症状不明显；若并发感染，则阴道黏液脓性分泌物增多，甚至有接触性出血、下腹部或腰骶部疼痛。 ②体征：阴道指诊示宫口外口较宽有时可感觉触到颈管中的纵形皱襞。阴道窥器视诊见子宫颈口横裂或呈星状变；宫颈前后唇距离拉远，可见颈管下端的黏膜皱襞并发炎症时，宫颈前后唇明显肥大，红肿表面附有黏液性分泌物，用 3% 醋酸溶液涂抹局部，可显示一致性的葡萄状或面条状凸起
	诊断	①阴道窥器视诊：子宫颈横裂或呈星状宫颈前、后唇距离较远，可见颈管下端的黏膜皱襞。如并存子宫颈炎，则由于长期充血、水肿及结缔组织增生而致宫颈前、后唇明显肥大，黏膜红肿表面附有黏液性分泌物。 ②阴道指诊：宫颈外口较宽有时可感觉触到颈管中线的纵形皱襞
结语		宫颈外翻是由于女性在分娩、人工流产或其他原因发生宫颈损伤，宫颈口撕裂后未及时修补，以后宫颈管内膜增生并暴露于外而形成的

64. 急性宫颈炎的病因有哪些

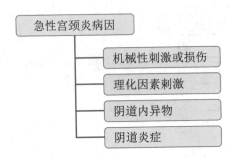

急性宫颈炎病因	机械性刺激或损伤	分娩或流产引起的宫颈裂伤继发感染是急性子宫颈炎的常见病因；性生活过于频繁也可以增加宫颈感染的机会
	理化因素刺激	使用高浓度的酸性或碱性溶液冲洗阴道，或阴道里注入腐蚀性药品，均可破坏阴道、宫颈组织，可能引起子宫颈炎、阴道炎
	阴道内异物	当纱布、棉球或其他异物放置阴道内时间过长时很容易诱发感染引起急性子宫颈炎
	阴道炎症	发生急性滴虫性阴道炎或霉菌性阴道炎、细菌性阴道炎时也可以同时引起急性宫颈炎症；淋病双球菌感染时也常出现急性淋菌性宫颈炎
结语		急性子宫颈炎较慢性子宫颈炎少见，可由致病菌直接感染宫颈引起，也可继发于子宫内膜炎或阴道的炎症，主要见于感染性流产、产褥期感染、宫颈损伤和阴道异物并发感染，病原体为葡萄球菌、链球菌、肠球菌等一般化脓性细菌。近年来随着性传播疾病的增加，急性宫颈炎已成为常见疾病

65. 什么是黏液脓性宫颈炎

```
黏液脓性宫颈炎
    ├─ 宫颈红肿，黏膜充血、水肿
    └─ 因外伤导致病原菌入侵所致
```

黏液脓性宫颈炎	病理	肉眼见宫颈红肿，宫颈管黏膜充血、水肿，脓性分泌物可经宫颈外口流出。镜下见血管充血，宫颈黏膜及黏膜下组织、腺体周围大量中性粒细胞浸润，腺腔内可见脓性分泌物
	病因	急性宫颈炎过去少见，主要见于感染性流产、产褥期感染、宫颈损伤和阴道异物并发感染，病原体为葡萄球菌、链球菌、肠球菌等一般化脓性细菌。近年来随着性疾病的增加，急性宫颈炎已成为常见疾病。目前临床最常见的急性宫颈炎为黏液脓性宫颈炎
结语		目前临床最常见的急性宫颈炎为黏液脓性宫颈炎

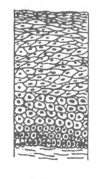 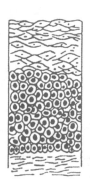 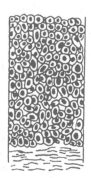 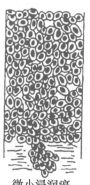 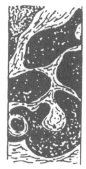

| 正常上皮 | 上皮内瘤变 | 原位癌 | 微小浸润癌 | 浸润癌 |

子宫颈正常上皮-上皮内瘤变-浸润癌

66. 慢性宫颈炎的病因有哪些

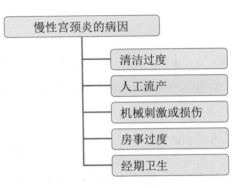

慢性宫颈炎的病因	清洁过度	有很多女性很注重阴部的清洁工作，进而都喜欢采用一些浓度比较大的清洗液进行清洗，造成阴部的菌群失调，进而给细菌的入侵提供机会
	人工流产	有些女性发生宫颈炎的病因是由于反复进行人工流产导致，多次人工流产手术会使女性宫颈等受到不同程度的损伤，引起病菌的侵入，引发宫颈炎的发生
	机械刺激或损伤	分娩或流产引起的宫颈裂伤继发感染是急性宫颈炎的病因；性生活过于频繁也会增加急性宫颈炎的感染机会
	房事过度	宫颈炎的病因与性生活有着密不可分的关系，一般过早进行性生活，性伴侣过多，以及性生活频率过高等都会导致女性患上宫颈炎，如果不及时治疗，会发展成为重度宫颈糜烂
	经期卫生	有些女性没有注意经期的卫生问题，在经期中有过性生活，或者使用盆浴、游泳等女性容易造成阴道感染，进而出现宫颈炎的病因
结语		慢性宫颈炎是已婚妇女最常见的一种疾病，据调查，已婚妇女半数以上都患有此病。由于宫颈炎和宫颈癌的发病有一定联系，因此给患病妇女造成很大精神压力

67. 引起盆腔炎常见的致病菌有哪些

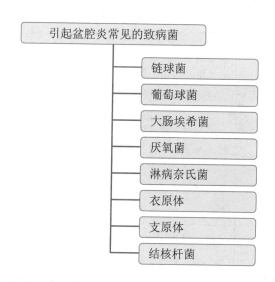

引起盆腔炎常见的致病菌	链球菌	革兰阳性链球菌有甲、乙、丙三类，乙型溶血性链球菌的致病力强，能产生溶血素和多种酶，使感染容易扩散，并引起败血症，脓液比较稀薄，量较多，但一般不并发转移性脓肿
	葡萄球菌	葡萄球菌为革兰阳性菌，是产后、手术后生殖器官炎症及伤口感染常见的病原菌。这些细菌主要来源于结肠、直肠、阴道及口腔黏膜。分金黄色、表皮、腐生葡萄球菌三类，表皮葡萄球菌偶可致病，腐生葡萄球菌通常不致病，而以金黄色葡萄球菌的致病力最强。其脓液色黄、稠厚、不臭，常伴有转移性脓肿，对一般常用的抗生素易产生耐药
	大肠埃希菌	大肠埃希菌为革兰阴性杆菌，为肠道及阴道的正常寄生菌，一般不致病，但当机体免疫力低下时或因外伤等侵入肠外组织或器官可引起严重感染，甚至产生内毒素性休克，常与其他致病菌混合感染。大肠埃希菌感染的脓液不臭，当有混合感染时，产生稠厚脓液和粪臭。易产生耐药菌株

引起盆腔炎常见的致病菌	厌氧菌	厌氧菌主要有革兰阴性脆弱类杆菌及革兰阳性消化链球菌、消化球菌（即厌氧葡萄球菌）等。其感染的特点是容易形成盆腔脓肿、感染性血栓静脉炎，脓液有粪臭并有气泡。在厌氧菌感染中，脆弱类杆菌的致病力最强，常伴有严重感染形成脓肿。消化链球菌及消化球菌多见于产褥感染、感染性流产、输卵管炎，虽然常见但不伴有严重的盆腔感染。盆腔感染中厌氧菌可以单独感染，也可以与需氧菌混合感染
	淋病奈瑟菌	淋病奈瑟菌为革兰阴性双球菌。特点是侵袭生殖、泌尿系统黏膜的柱状上皮与移行上皮。淋病奈瑟菌主要感染下生殖道，少部分患者可发生上行性感染，引起淋病奈瑟菌性盆腔炎，多于月经期或经后几天内发病，起病急，阴道分泌物脓性，常伴有高热，并引起输卵管积脓，对治疗反应敏感
	衣原体	目前感染比较多见，常见为沙眼衣原体，其特点与淋病奈瑟菌一样，只感染柱状上皮及移行上皮，不向深层侵犯。沙眼衣原体感染的症状不明显，可有轻微下腹痛，或仅有白带异常，但常引起输卵管黏膜炎，导致严重的输卵管结构及功能破坏，并可引起盆腔广泛性粘连导致不孕或宫外孕
	支原体	支原体是一类无细胞壁的原核细胞微生物，形态上呈多形性，是正常阴道菌群的一种。从生殖道分离出的支原体有人型支原体、解脲支原体、生殖器支原体。在一定条件下（如抵抗力低下或合并其他病菌感染时）支原体可引起生殖道炎症
	结核杆菌	结核杆菌为抗酸杆菌，常引起结核性盆腔炎。多见于 20～40 岁妇女，也可见于绝经后的老年妇女。近年来生殖器结核的发病率有升高的趋势。主要为血行传播，其次为直接传播、淋巴传播，罕见性交传播。生殖器结核潜伏期很长，可达 1～10 年，多数患者在日后发现生殖器结核时，其原发病灶已痊愈。近年抗结核药物联合治疗，取得了良好的疗效
结语		盆腔炎即盆腔炎症是指女性盆腔生殖器官、子宫周围的结缔组织及盆腔腹膜的炎症。在正常情况下，女性盆腔生殖器官能抵御细菌的入侵，只有当机体的抵抗力下降，或由于其他原因使女性的自然防御功能遭到破坏时，才会导致盆腔炎的发生

68. 盆腔炎的致病菌主要来源于哪里

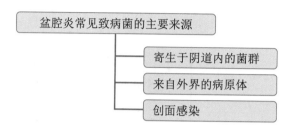

盆腔炎常见致病菌的主要来源	寄生于阴道内的菌群	寄生于阴道内的菌群，包括需氧菌（如链球菌、葡萄球菌、大肠埃希菌等）及厌氧菌（革兰阴性脆弱类杆菌及革兰阳性消化链球菌、消化球菌即厌氧葡萄球菌等），常沿阴道、子宫、输卵管黏膜上行感染
	来自外界的病原体	来自外界的病原体如淋病奈瑟菌、沙眼衣原体、结核杆菌、铜绿假单胞菌等
	创面感染	流产、分娩造成的裂伤或胎盘剥离面以及手术创口、经期子宫内膜创面都是细菌容易侵入机体的场所
结语		阴道内的菌群、外界的病原体及创面感染在某些情况下也易导致盆腔炎

69. 导致急性盆腔炎的病因是什么

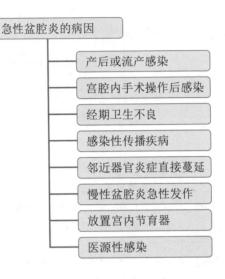

急性盆腔炎的病因	产后或流产感染	分娩后产妇体质虚弱，宫颈口尚未关闭，如果分娩时有产道损伤或有胎盘、胎膜残留，病原体侵入宫腔，就容易引起感染；流产过程中阴道流血时间过长，或有组织残留于宫腔内，或手术无菌操作不严格，都可能发生急性盆腔炎
	宫腔内手术操作后感染	如吸宫术、刮宫术、输卵管通液术、输卵管通气术、输卵管子宫造影术、宫腔镜检查等，由于手术消毒不严格引起感染或术前适应证选择不当，如生殖器原有慢性炎症，经手术干预引起急性发作并扩散
	经期卫生不良	使用不洁的卫生巾、护垫，经期性交等均可使病原体侵入而引起炎症。感染的病原体以下生殖道内源性菌群的病原体为主，如葡萄球菌、链球菌、大肠埃希菌、厌氧菌等
	感染性传播疾病	性伴侣若患有淋病奈瑟菌、沙眼衣原体或合并有需氧菌及厌氧菌感染，可能引起盆腔炎症。性行为过于频繁的人以及同性恋者容易患盆腔炎。此外，如果性关系混乱，互相交叉感染使某些特异性疾病通过性行为而广泛传播，因此而导致的特异性盆腔炎发病率也比较高

急性盆腔炎的病因	邻近器官炎症直接蔓延	邻近器官炎症直接蔓延可导致急性盆腔炎，如阑尾炎、腹膜炎等
	慢性盆腔炎急性发作	慢性盆腔炎急性发作可导致急性盆腔炎
	放置宫内节育器	放置宫内节育器有时也可导致急性盆腔炎发作
	医源性感染	广谱抗生素的大量或长期使用，皮质激素、抗代谢药物的应用，放、化疗的强度增加，各种妇科手术及计划生育手术均可以因为患者的防御能力下降而使盆腔内受到感染
结语		急性盆腔炎是较为严重的妇科疾病，多在产后、手术后、流产后由病菌感染或经期不注意卫生以及邻近器官疾病（阑尾炎等）蔓延所致。急性盆腔炎多为需氧菌与厌氧菌的混合感染。月经期、分娩、妇科手术、过度而不洁的性活动、不良的卫生习惯等因素均可以使女性生殖系统原有的自然保护机制受到破坏而导致炎症的发生

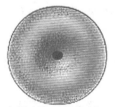
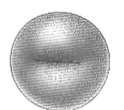
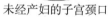

未经产妇的子宫颈口　　　产后子宫颈口

产前、前后子宫颈口对比

70. 宫颈糜烂为何不易彻底治愈

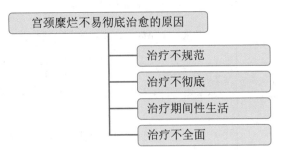

宫颈糜烂不易彻底治愈的原因	治疗不规范	有些患者自认为是宫颈糜烂就直接在药房买药而不是到正规医院治疗，这是不对的，至少是不对症
	治疗不彻底	在激光、微波、波姆光等物理治疗时，如果医生的经验不够丰富，治疗的范围太浅或局限，不能彻底破坏糜烂处的病变组织，会导致病理组织残留而引起复发；还有一些患者不能坚持治疗，比如：微波治疗中重度宫颈糜烂的时候，有人需要做二次到三次，可是部分患者因没有症状或没有时间就懒得复诊，治疗也就半途而废
	治疗期间性生活	在治疗宫颈糜烂期间，由于创面尚未完全修复好，是不宜有性生活的，可是有些患者不听医嘱，使疗效降低甚至无效；治疗后性生活过度频繁的人，宫颈疾病容易复发
	治疗不全面	宫颈糜烂是因慢性炎症长期刺激所引起的，因此在治疗宫颈糜烂时如果没有同时对引起疾病的炎症进行治疗，也容易导致疾病反复发作难以治愈
结语		如果单单是宫颈糜烂的话治愈率是很高的，但为什么还是有那么多人需要反复治疗，却久治不愈呢？常见的原因是治疗不规范、不彻底、不全面、治疗期间没有禁止性生活

71. 婴幼儿患外阴阴道炎的原因是什么

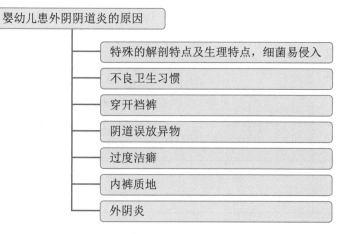

婴幼儿患外阴阴道炎的原因	特殊的解剖特点及生理特点	新生儿出生时，由于受母体及胎盘雌激素的影响，大阴唇肥厚、圆润；阴道上皮较厚且上皮内富含糖原，阴道 pH 低，为 4～4.5，这种 pH 值及其有利于细菌的繁衍，从而让许多幼女容易患幼儿阴道炎。 即便是在出生后 2～3 周，由于雌激素水平下降，一直持续到青春期，由于这段时期内幼女大阴唇变扁平，小阴唇变薄，不能遮盖尿道口及阴道前庭，细菌容易侵入，这也是幼女为什么会得阴道炎的原因之一。 再有，由于阴道上皮逐渐变薄，糖原减少，pH 上升至 6～8，也容易受其他细菌感染，成这是婴幼儿阴道炎的主要原因
	不良卫生习惯	卫生习惯不良也是导致婴幼儿阴道炎的原因之一，外阴与肛门邻近，大便中的细菌常会因自身擦屁股的方向不对，而易污染外阴，导致炎症发生
	穿开裆裤	很多父母为了换尿布方便常给幼女穿开裆裤，这也是幼女为什么会得阴道炎的原因之一，因为穿开裆裤，外阴的干净就无法得到保证，从而诱发婴幼儿阴道炎
	阴道误放异物	阴道误放异物也是婴幼儿阴道炎的原因，婴幼儿好奇心强，有洞就想塞，一旦阴道误放异物，那么就会造成继发阴道感染，从而患上婴幼儿阴道炎

婴幼儿患外阴阴道炎的原因	过度洁癖	一些家长常有过度洁癖，从而在为孩子洗澡的时候使用香皂或沐浴露擦洗外阴过度，反而也会导致婴幼儿阴道炎的发生
	内裤质地	幼女为什么会得阴道炎还有一个不容忽视的原因所在，就是穿尼龙、化纤内裤，虽然这类短裤好看又便宜，但也会促使婴幼儿阴道炎的发生
	外阴炎	外阴炎也是促使婴幼儿阴道炎发生的原因之一，由于幼女外阴炎多与阴道炎并存，外阴炎可上行至阴道，导致阴道炎。因此，一旦幼女得了外阴炎，那么很大程度上，婴幼儿阴道炎也会随之发生
结语		婴幼儿阴道炎的原因有很多，但主要原因还是因幼女的生殖道解剖特点及生理特点有关，而对于以上七大原因，务必也要牢记才行

72. 老年女性易患阴道炎的原因是什么

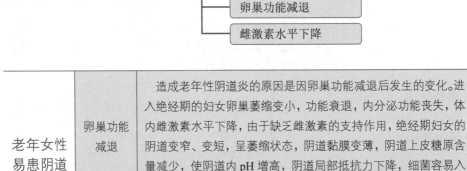

老年女性易患阴道炎的原因	卵巢功能减退	造成老年性阴道炎的原因是因卵巢功能减退后发生的变化。进入绝经期的妇女卵巢萎缩变小，功能衰退，内分泌功能丧失，体内雌激素水平下降，由于缺乏雌激素的支持作用，绝经期妇女的阴道变窄、变短，呈萎缩状态，阴道黏膜变薄，阴道上皮糖原含量减少，使阴道内 pH 增高，阴道局部抵抗力下降，细菌容易入侵繁殖引起炎症
	雌激素水平下降	手术切除双侧卵巢、卵巢功能早衰、盆腔放疗后、长期闭经、长期哺乳等导致雌激素水平下降均可引起阴道炎发生
结语		老年性阴道炎除了有局部不适症状，会引起性生活疼痛，对全身也还有一定影响，可发生上行性感染，因此发生后仍需积极治疗，不可忽视

73. HPV 感染是什么引起的

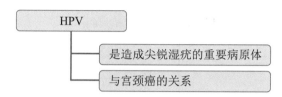

HPV	定义	HPV 是人乳头瘤病毒，是造成尖锐湿疣的最重要的病原体，也是目前已明确的与宫颈病变有关的病原体
	与宫颈癌的关系	宫颈癌和 HPV 之间存在着相关联系，但不是所有的妇女感染了 HPV 都会患宫颈癌。HPV 感染是什么意思?人体被感染了这种病毒，少数患者会很快形成免疫力的病毒，病毒将被清除时，免疫足够强大。因此，大量的医学统计显示，虽然有很大一部分人群中的感染，但大多数为一过性，一般消失在 1～2 年的时间（泛指 HPV 感染）。大多数女性身体的免疫系统能在体内将病毒破坏，只有少数免疫功能比较弱的女性，进入人体无法摆脱病毒，造成持续性感染，但这个过程需要 8～12 年的时间，就有可能发展成宫颈癌
结语		宫颈癌和 HPV 之间存在着相关联系，但不是所有的妇女感染了 HPV 都会患宫颈癌

74. 哪些危险因素可导致 HPV 感染

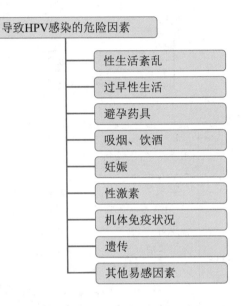

	性生活紊乱	目前研究已明确性乱是造成 HPV 感染的主要易感因素。而且多数研究表明 HPV 感染与性伴数关系最为密切，性伴数增多会增加 HPV 的易感性，即性伴数越多，HPV 易感性越大
	过早性生活	国外有资料表明性生活年龄越小，尤其是女性，HPV 易感性及感染率增加
导致 HPV 感染的危险因素	避孕药具	国外许多研究显示避孕药具的使用影响 HPV 的易感性，最有争议的是口服避孕药
	吸烟、饮酒	目前大多数研究资料肯定 HPV 易感性与吸烟、饮酒有关
	妊娠	目前大多数研究资料肯定 HPV 易感性与妊娠有关
	性激素	一些研究显示感染率随妇女月经周期呈轻度波动，各年龄组也呈类似改变，故认为妊娠的易感性与女性激素水平有关
	机体免疫状况	在 HPV 易感因素中，宿主的免疫功能状况起着十分重要的作用

导致 HPV 感染的危险因素	遗传	鉴于并非所有尖锐湿疣患者的性伴或与尖锐湿疣患者有性接触者均临床发病和存在因非性接触而感染 HPV 出现临床发病者，表明患者的个体可能存在对 HPV 的遗传易感性基因，因而提出 HPV 的遗传易感性因素
	其他易感因素	HPV 的其他易感因素有受教育程度较低、营养不良、个人卫生差、肛门外生殖器部位分泌物增多、局部潮湿、皮肤黏膜薄嫩、易受外伤或皮肤黏膜的破损，外生殖器官疾病如真菌感染、淋病、非淋菌性尿道生殖道炎、细菌性阴道病等都可增加 HPV 的易感性
结语		迄今，对 HPV（人乳头瘤病毒）的易感因素还不十分确定，大量国外研究资料以及国内部分研究资料显示的易感因素（或称之为危险因素）除了年龄等因素外还有以上这 9 个方面

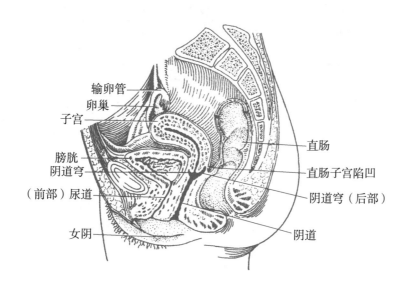

女性骨盆正中矢状切面

75. HPV 感染会有哪些临床表现呢

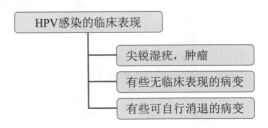

HPV 感染的临床表现		
	有临床表现的病变	一部分人获得 HPV（人乳头瘤病毒）感染，经一定潜伏期后会进一步发展成有临床表现的病变如尖锐湿疣、肿瘤等疾病
HPV 感染的临床表现	无临床表现的病变	有部分人感染 HPV（人乳头瘤病毒）后，HPV 长期停留在皮肤黏膜组织中，不引起明显的临床表现，也不引起任何不适，只是在医院做检查时才被发现
	自行消退的病变	也有部分人的感染具有自限性，经过一定时期后感染可逐渐消失，称为自行消退或自发性消退
结语		以上各种情况均有可能发生，建议患有慢性宫颈炎和宫颈糜烂及 40 岁以上的女性定期到医院进行防癌体检筛查

76. 急性子宫内膜炎的病因是什么

急性子宫内膜炎的病因

由致病菌引起的炎症

多由手术、不洁卫生习惯、老年妇女激素变化引起

急性子宫内膜炎的病因	按致病菌分类	感染细菌的种类有：葡萄球菌、大肠埃希菌、链球菌、厌氧菌、淋菌，此外还有支原体等病原体感染。按照感染的致病菌可以分为结核性和非结核性两种
	按感染方式分类	①宫腔内安放宫内避孕器、镭针，作宫颈扩张搔刮或宫颈电烙术亦有可能引起急性子宫内膜炎。②经期不卫生、经期性交或性生活紊乱将体外或阴道、宫颈内的病原菌带入宫腔。其感染可以由性传播疾病引起，但有时也可以没有明显的诱因。③老年妇女由于体内雌激素下降，阴道内酸度下降及宫颈黏液栓减少，易出现老年性阴道炎，并进一步发展为子宫内膜炎
	结语	导致急性子宫内膜炎的主要原因是流产，产褥感染，子宫腔内安放避孕器、镭针，子宫颈扩张，诊断刮宫或宫颈电灼、激光、微波等物理治疗

77. 急性子宫肌炎的病因是什么

急性子宫肌炎的病因

合并有内科疾病，易引发

手术等子宫损伤、病原体感染引起

急性子宫肌炎的病因	合并有内科疾病	合并有内科疾病，如患有贫血、慢性消耗性疾病等，机体抵抗力下降，则更容易发病
	病原菌会上行感染	诊断性刮宫、人工流产等操作不当，损伤抵达子宫肌层病原菌上行所致，甚至有出现子宫穿孔的可能；也可由子宫内膜炎在严重阶段时影响子宫肌层，延伸发展而来
	结语	炎症从子宫内膜波及子宫体，深达子宫肌层，使子宫充血、水肿，甚则化脓、坏死，称为子宫肌炎

78. 慢性子宫内膜炎是由哪些因素导致的

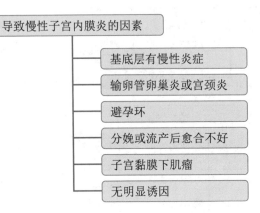

导致慢性子宫内膜炎的因素	基底层有慢性炎症	子宫内膜虽有周期性剥脱，但其基底层并不随之剥脱，一旦基底层有慢性炎症即可长期感染内膜的功能层，导致慢性子宫内膜炎
	输卵管卵巢炎或宫颈炎	长期存在的输卵管卵巢炎或严重的宫颈炎可以导致慢性子宫内膜炎
	避孕环	可引起慢性子宫内膜炎
	分娩或流产后愈合不好	分娩或流产后有少量胎盘残留或胎盘附着面的愈合不好，常是导致慢性子宫内膜炎的原因
	子宫黏膜下肌瘤	子宫黏膜下肌瘤，黏膜息肉也可导致慢性子宫内膜炎
	无明显诱因	无明显诱因的慢性子宫内膜炎也可以存在，病原多来自阴道和宫颈
结语		慢性子宫内膜炎是导致流产的最常见原因

79. 急性输卵管卵巢炎的病因是什么

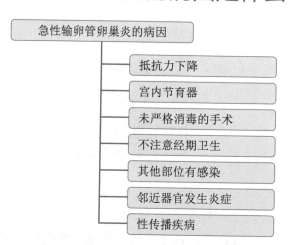

急性输卵管卵巢炎的病因	抵抗力下降	分娩或流产后由于抵抗力下降，病原体经生殖道上行感染并扩散到输卵管、卵巢，继而整个盆腔引起炎症
	宫内节育器	在宫内节育器广泛应用的同时，患者不注意个人卫生或手术操作不严格而引发
	未严格消毒的手术	未经严格消毒而进行的宫腔操作，如吸宫术、子宫输卵管碘油造影、子宫颈管治疗以及消毒不严格的产科手术感染等
	不注意经期卫生	不注意经期卫生，月经期性交或不洁性交等
	其他部位有感染	身体其他部位有感染未经及时治疗时，病原菌可经血行传播而引起输卵管卵巢炎，多见于结核性疾病
	邻近器官发生炎症	盆腔或输卵管邻近器官发生炎症如阑尾炎时，可通过直接蔓延引起输卵管卵巢炎、盆腔腹膜炎，炎症一般发生在邻近的一侧输卵管及卵巢
	性传播疾病	性传播疾病如淋病，感染后淋病双球菌可以沿黏膜向上蔓延，引起输卵管、卵巢炎症
结语		输卵管炎为盆腔生殖器官炎症中最多见的一种。卵巢邻近输卵管，输卵管炎症继续扩展可引起卵巢炎。卵巢炎与输卵管炎合并发生者，称为输卵管卵巢炎或附件炎

80. 慢性输卵管卵巢炎是由哪些因素导致的

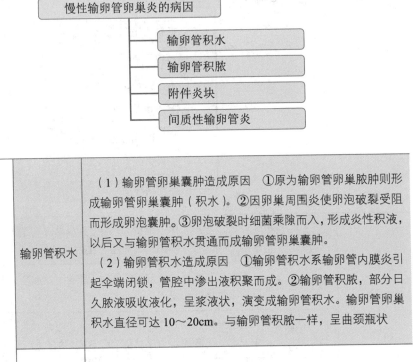

慢性输卵管卵巢炎的病因	输卵管积水	（1）输卵管卵巢囊肿造成原因　①原为输卵管卵巢脓肿则形成输卵管卵巢囊肿（积水）。②因卵巢周围炎使卵泡破裂受阻而形成卵泡囊肿。③卵泡破裂时细菌乘隙而入，形成炎性积液，以后又与输卵管积水贯通而成输卵管卵巢囊肿。 （2）输卵管积水造成原因　①输卵管积水系输卵管内膜炎引起伞端闭锁，管腔中渗出液积聚而成。②输卵管积脓，部分日久脓液吸收液化，呈浆液状，演变成输卵管积水。输卵管卵巢积水直径可达 10～20cm。与输卵管积脓一样，呈曲颈瓶状
	输卵管积脓	（1）内在因素　输卵管积脓日久不消，可反复急性发作。尤其与盆腔内的肠管紧密相连，大肠埃希菌渗入而继发混合感染。月经前后由于局部充血亦可复发。由于反复发作，输卵管壁高度纤维化而增厚，并与其邻近器官（子宫、阔韧带后叶、乙状结肠、小肠、直肠、盆底或骨盆侧壁）粘连。 （2）外界因素　机体抵抗力减弱时，遗留的输卵管积脓亦可受到外界的激惹。如患者过于劳累、性生活、妇科检查等而急性发作
	附件炎块	为急性间质性输卵管炎遗留的慢性炎症病变，多与慢性卵巢炎并存。临床表现为附件增厚或条索状增粗。镜检输卵管各层均有淋巴细胞、浆细胞广泛浸润。此外尚可形成一种峡部结节性输卵管炎，是输卵管慢性炎症病变的残留

慢性输卵管卵巢炎的病因	间质性输卵管炎	慢性输卵管卵巢炎症，可呈炎性纤维化增生而形成较坚实的炎块。一般较小，如与肠管、大网膜、子宫、盆腔腹膜、膀胱等共同粘连，可形成一大包块。包块亦可在盆腔炎症的手术后形成。此时以保留的器官，如卵巢或部分输卵管、盆腔结缔组织或子宫残端为中心，肠管、大网膜等与之粘连。如已成慢性炎块，欲使其炎症彻底消散或包块完全消失，则较为困难。附件炎虽然是指输卵管和卵巢的炎症。但输卵管、卵巢炎常常合并有宫旁结缔组织炎、盆腔腹膜炎，且在诊断时也不易区分，这样，盆腔腹膜炎、宫旁结缔组织炎，就也被划入附件炎范围了
结语		卵巢炎与输卵管炎合并发生者，称为输卵管卵巢炎或附件炎。输卵管卵巢炎的急性期，若治疗延误或不彻底，迁延日久则形成慢性。在当今已有众多强有力抗生素足以有效治疗急性输卵管卵巢炎的情况下，急性转为慢性病灶的可能性已大为减少，但如为结核杆菌感染，一般均为慢性病变过程

81. 导致盆腔脓肿的感染途径有哪些

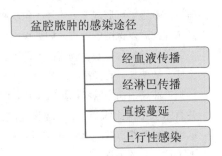

盆腔脓肿的感染途径	经血液传播	大多数的盆腔结核感染，其结核菌是由肺或其他器官的结核灶经血液传播的，较罕见的流行性腮腺病毒所致的卵巢炎也是经血液传播；血吸虫卵沉积于输卵管，也是血行感染的结果；而全身性的菌血症亦可导致盆腔炎症
	经淋巴传播	盆腔结缔组织炎，包括子宫旁炎，多与宫颈炎症有关。严重的宫颈炎，如宫颈癌所引起的炎症，往往通过淋巴而感染盆腔结缔组织。由于宫颈及阴道损伤而引起的炎症，也常导致盆腔结缔组织的感染。丝虫病亦可通过淋巴管而引起盆腔急性淋巴管炎甚至盆腔器官炎症，但这种情况较罕见
	直接蔓延	弥漫性腹膜炎、阑尾炎，以及急性肠憩室炎均可直接影响盆腔生殖器官。经腹进行的妇科手术，尤其是伴有结肠损伤时，可引起严重的盆腔感染。严重的直肠感染时，细菌亦偶可穿过肠壁而直接感染盆腔器官，即使是较简单的经腹全子宫切除术，亦可导致阴道残端上部的盆腔结缔组织炎。经阴道进行子宫切除术，则更有此种可能
	上行性感染	绝大多数盆腔炎系由阴道内的病原体沿黏膜上升而感染盆腔器官。不仅淋球菌是沿黏膜上升至输卵管，其他病原体也是如此。动物实验证实结扎输卵管即不再发生输卵管炎症。宫颈管经常为黏稠的黏液所堵塞，成为有效的屏障使阴道内的细菌不易上升至宫腔而致病，一旦阴道内的酸碱度发生改变或宫颈管的黏液变得稀薄或消失，则阴道内的细菌即可上升至宫腔而导致输卵管炎
结语		盆腔脓肿多由急性盆腔结缔组织炎未得到及时的治疗，化脓形成盆腔脓肿，这种脓肿可局限于子宫的一侧或双侧，脓液流入盆腔深部

82. 出现了盆腔脓肿会有哪些临床表现

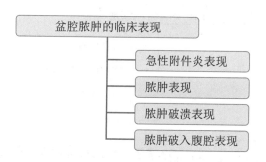

盆腔脓肿的临床表现	急性附件炎表现	脓肿形成后多有高热，体温可达 39℃左右。心率加快和下腹部疼痛、急性腹痛占 89%，慢性疼痛占 19%，同时伴阴道分泌物增多，子宫异常出血。盆腔检查有明显下腹部压痛和宫颈举痛，子宫和双附件区亦触痛剧烈，由于触痛拒按，双合诊多不满意。有时子宫一侧可扪及明显包块或子宫直肠隔上端扪及包块，有部分患者发病弛缓，脓肿形成过程较慢，症状不明显，甚至有无发热者
	脓肿表现	症状持续恶化，出现弛张型高热，腹膜刺激征更加明显，出现直肠压迫感、排便感及排尿痛等直肠和膀胱刺激症状，并有全身中毒症状。双合诊及肛门指诊感觉盆腔饱满，直肠子宫陷凹组织增厚、发硬或有波动性肿块，伴有明显触痛
	脓肿破溃表现	出现大量脓血便、脓尿或经阴道排出大量脓液后，高热、腹痛、腹部压痛等临床征象明显好转，检查原存在肿块消失或缩小，提示盆腔脓肿已向直肠、膀胱、阴道穿破
	脓肿破入腹腔表现	病情突然恶化或下腹痛持续加剧转为全腹疼痛，伴恶心、呕吐、寒战，随之脉搏微弱增快、血压急骤下降、冷汗淋漓等。查体腹式呼吸消失，全腹弥漫性压痛，反跳痛、肌紧张明显，并有腹胀、肠鸣音减弱或消失。提示盆腔局限性脓肿向腹腔破溃，必须紧急处理
结语		盆腔处于腹腔最低部位，腹腔内炎症渗出物或脓更易流入其间，而形成盆腔脓肿。因盆腔腹膜面积较小，吸收毒素也较少，故全身中毒症状较轻而局部症状则相对明显，盆腔脓肿其临床治疗效果总的较好

83. 生殖器官结核的传播途径有哪些

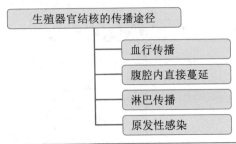

生殖器官结核的传播途径	血行传播	结核菌首先侵入呼吸道。动物实验证明，注入 2～6 个结核菌即能产生病变，并迅速传播，在肺、胸膜或附近淋巴结形成病灶，然后经血循环传播到内生殖器官，首先是输卵管，逐渐波及子宫内膜及卵巢。子宫颈、阴道、外阴感染少见。如肺部原发感染接近月经初潮时，通过血行播散（即致敏前期菌血症），累及生殖道的可能性大大增加，此时组织反应不明显，临床也无症状。循环内结核菌可被网状内皮系统清除，但在输卵管可形成隐伏的转移灶，它处于静止阶段可长达 1～10 年，甚至更长时间，直至某些因素作用下，局部免疫力低下，隐伏病灶重新激活，感染复发。由于这种缓慢无症状过程常常使肺部的原发病灶完全被吸收而不留有可被放射线诊断的痕迹，这几乎是生殖道结核明确诊断时的普遍现象
	腹腔内直接蔓延	结核性腹膜炎、肠系膜淋巴结结核干酪样变破裂或肠道、膀胱结核与内生殖器官发生广泛粘连时，结核杆菌可直接蔓延到生殖器官表面。输卵管结核常与腹膜结核并存，可能先有输卵管结核再蔓延波及腹膜或反之亦可。亦可能是双方均系血行播散的结果
	淋巴传播	病菌由腹内脏器结核病灶，如肠道结核，通过淋巴管逆行传播到内生殖器官，由于需要逆行播散，所以少见
	原发性感染	女性生殖器官直接感染结核，形成原发病灶的可能性还有争论。男性泌尿生殖系统结核（如附睾结核）患者，通过性交直接传染其性伴，形成原发性外阴或宫颈结核，虽曾见诸文献报道，但精液内不常发现结核杆菌，并在这些病例中不可能排除在肺或其他部位存在早期无症状的原发性病灶。Sutherland（1982 年）在 128 例女性生殖道结核患者中发现有 5 例（3.9%）其配偶有活动的泌尿生殖道结核，然而这 5 例中有 3 例其配偶还有生殖道外结核
结语		生殖器结核感染以继发性为主，主要来源于肺和腹膜结核

84. 结核性盆腔炎有何临床特点

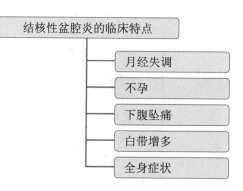

结核性盆腔炎的临床特点	月经失调	早期可见月经过多或不规则出血；病程长者可有月经稀少或闭经
	不孕	由于输卵管黏膜遭到破坏与粘连，或黏膜纤毛被破坏，使管腔阻塞或输卵管蠕动受限，导致不孕
	下腹坠痛	因盆腔的炎症和粘连，或形成结核性输卵管卵巢脓肿引起的
	白带增多	当合并子宫颈结核时症状明显，白带可呈脓性或血性
	全身症状	发热一般为低热，个别患者可达 39℃以上，月经期明显。如每次月经期均有发热，是生殖器结核的特有症状；另外一般症状还有盗汗、疲劳、消瘦、食欲减退等；如有腹水时，可感腹胀
结语		盆腔结核是由结核杆菌侵入人体引起的输卵管、子宫内膜、卵巢、盆腔腹膜及子宫颈等女性生殖器官的炎性病变，又称为结核性盆腔炎。盆腔结核以输卵管结核为最常见，占85%～90%，其次为子宫、卵巢结核，宫颈、阴道及外阴的结核较少见。20～40 岁的女性多发，也可见于绝经后的老年妇女。由于个体差异，女性生殖器结核的症状表现差别很大。有些人症状很轻或无明显症状，有些人症状严重

85. 盆腔结缔组织炎的病因是什么

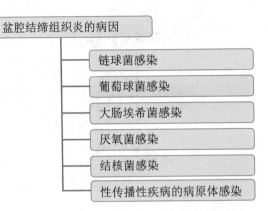

盆腔结缔组织炎的病因
- 链球菌感染
- 葡萄球菌感染
- 大肠埃希菌感染
- 厌氧菌感染
- 结核菌感染
- 性传播性疾病的病原体感染

盆腔结缔组织炎的病因	链球菌感染	链球菌为革兰阳性链球菌，其中以乙型链球菌致病力最强，能产生溶血素和多种酶，使感染扩散。脓汁较稀薄呈淡红色，量较多
	葡萄球菌感染	葡萄球菌产后、剖宫产术后、妇科手术后的感染，伤口有葡萄球菌，分金黄色、白色、柠檬色 3 种致病力强脓液色黄稠、无臭
	大肠埃希菌感染	大肠埃希菌是革兰阴性菌，本菌一般不致病，但如机体衰弱，有外伤或手术后，也可引起较严重的感染，常与其他细菌发生混合感染
	厌氧菌感染	厌氧菌在急性盆腔结缔组织炎时，可见到消化链球菌属 Peptostreptococcus），脆弱类杆菌（ Bacteroides fragilis ）。此类细菌多来源于结肠、直肠、阴道及口腔黏膜易形成盆腔脓肿、感染性血栓静脉炎，脓液有气泡，带粪臭
	结核菌感染	结核菌多见于其他脏器的结核，发生于盆腔结缔组织炎者少见
	性传播疾病的病原体感染	性传播疾病的病原体淋菌、衣原体及支原体为 20 世纪 80 年代妇产科医生引起关注的病原体。衣原体是一种不同于病毒的在宿主细胞内发育繁殖的微生物；支原体属（ Mycoplasma ）是一种介于细菌与病毒之间的微生物无细胞壁，呈高度多形性
结语		本病多由于分娩或剖宫产时宫颈或阴道上端的撕裂，困难的宫颈扩张术时宫颈撕伤，经阴道的子宫全切除术时阴道断端周围的血肿以及人工流产术中误伤子宫及宫颈侧壁等情况时细菌进入发生感染

86. 盆腔结缔组织炎都有哪些临床表现

```
盆腔结缔组织炎的临床表现
        ├── 急性盆腔结缔组织炎
        └── 慢性盆腔结缔组织炎
```

盆腔结缔组织炎的临床表现	急性盆腔结缔组织炎	炎症初期，患者可有高热，下腹痛，体温可达 39～40℃，下腹痛多与急性输卵管卵巢炎相似。如病史中在发病前曾有全子宫切除术、剖宫产术时曾有单侧壁或双侧壁损伤，诊断更易获得。如已形成脓肿，除发热、下腹痛外，常见有直肠、膀胱压迫症状如便意频数、排便痛、恶心、呕吐、排尿痛、尿意频数等症状
	慢性盆腔结缔组织炎	轻度慢性盆腔结缔组织炎，一般多无症状；偶于身体劳累时有腰痛，下腹坠痛，病情发展后，重度者可有较严重的下腹坠痛，腰酸痛及性交疼痛。轻度的慢性盆腔结缔组织炎可无症状。性交痛是此症的常见症状，这是由于盆腔内的结缔组织所处的位置较低，易受到刺激之故
结语	盆腔结缔组织炎系盆腔炎性疾病，可分急性和慢性	

诊断与治疗篇

87. 怎样判断自己是否患有妇科炎症

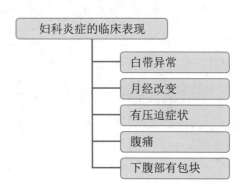

妇科炎症的临床表现	白带异常	白带增多，白带呈蛋清样，或者凝乳块状或豆渣样，白色或灰黄色泡沫状，血性白带都是属于白带异常，白带异常往往还伴随着臭味，所以女性要多注意观察自己的白带
	月经改变	主要表现为月经期延长，月经量过多，月经周期缩短或不规则出血，多半发生于黏膜下肌瘤，若是出血量过多，就会发生继发性贫血
	有压迫症状	有妇科炎症就会发生这种情况，比如患有妇科肿瘤压迫膀胱时会出现尿频、排尿困难、尿潴留等，还会压迫直肠，出现便秘
	腹痛	也是妇科炎症的一个信号，出现腹痛是由肿瘤较大压迫神经或粘连时引起的下腹痛或腰痛，这个时候下腹部坠胀感、腰背酸痛等
	下腹部有包块	肿瘤长至拳头大时，可在下腹部触到肿块，触摸时比较硬，而且有时候凸凹不平
结语		如果您已经出现了以上情况，那么很有可能是妇科炎症，要尽快到正规医院进行检查，以便早发现早治疗。另外也有部分妇科炎症的自觉症状不那么典型，所以建议已婚女性每年定期进行妇科体检

88. 妇科炎症常规的检查项目有哪些

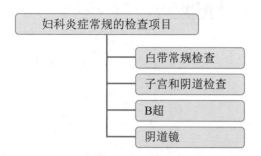

妇科炎症常规的检查项目	白带常规检查	可以检测出各种细菌感染而导致的阴道炎，如霉菌、滴虫、白细胞、pH 值、线索细胞、杂菌等
	子宫和阴道检查	通常有宫颈刮片法、子宫颈管吸片法、阴道侧壁沾取法、阴道分泌物棉拭涂片法、子宫腔吸片法等，而宫颈刮片是防癌普查的主要的方法
	B超	阴式 B 超检查卵巢肿瘤、子宫内膜异位、子宫肌瘤等疾病。阴式 B 超是腔内超声，频率很高，探头紧贴宫颈和后穹窿，所以图像比腹部 B 超清晰数倍
	阴道镜	电子阴道镜可以将子宫颈、阴道黏膜放大 40～120 倍，观察阴道内肉眼所看不到的病变，所以，对于宫颈癌及癌前病变的早期发现及早期诊断具有很重要的作用
结语		妇科常规检查包括：白带常规检查、子宫和阴道检查、妇科超声检查、阴道镜检查等

89. 非特异性外阴炎的诊断标准有哪些

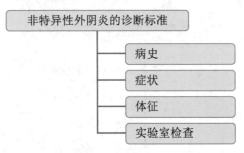

非特异性外阴炎的诊断标准	病史	有糖尿病、尿瘘、粪瘘史、不良卫生习惯史
	症状	①外阴部瘙痒甚至疼痛，灼热感或排尿痛，于活动、性交、排尿排便时加重 ②外阴部皮肤及黏膜充血，局部肿胀，出现溃疡或湿疹，常有抓痕。急性炎症时小阴唇外侧红肿，有时呈片状湿疹，严重时可见脓疱形成或有小溃疡 ③外阴部出现毛囊炎及疖肿 ④慢性炎症时皮肤增厚、粗糙伴瘙痒，甚至有苔藓样变。有时腹股沟淋巴结肿大
	体征	①外阴部疼痛：患者先感到外阴不适，继则出现瘙痒及疼痛，或有灼热感而不自主地搔抓，于排尿及有其他分泌物刺激后加重 ②外阴部充血：外阴的皮肤及黏膜多有不同程度的充血肿胀，甚至出现糜烂，或形成大片的湿疹，经搔抓后可有渗出及感染 ③外阴毛囊炎及疖病：常以与囊毛发为中心形成脓肿或与其他邻近的小脓疱相融合，致使外阴高度肿胀及疼痛，向深部组织发展可以形成疖病 ④慢性炎症时皮肤增厚、粗糙并可有皲裂伴瘙痒 ⑤排除阴部以上所见外，还应着重检查阴道及尿道口、尿道旁腺，并注意有无尿瘘或粪瘘
	实验室检查	阴道分泌物检查未发现特定致病菌，如滴虫、霉菌、淋菌等
结语		妇女的外阴部在一般性细菌（如葡萄球菌、大肠埃希菌、链球菌）、粪便、阴道分泌物或其他物理、化学因素刺激下而发生的皮肤黏膜炎症，叫做非特异性外阴炎

90. 非特异性外阴炎需要做哪些实验室检查

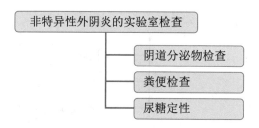

非特异性外阴炎的实验室检查	阴道分泌物检查	通过实验室检查阴道分泌物有无特定的致病菌，以排除霉菌、滴虫、淋菌感染的其他炎症
	粪便检查	通过实验室检查粪便中的虫卵以排除有无蛲虫感染
	尿糖定性	通过实验室检查尿糖以排除有无糖尿病
结语	实验室检查对本病的诊断是十分必要的	

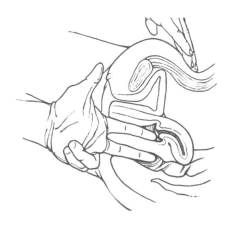

三合诊检查

91. 非特异性外阴炎应与哪些疾病相鉴别

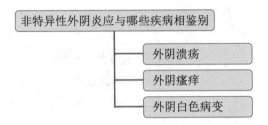

非特异性外阴炎应与哪些疾病相鉴别	外阴溃疡	主要表现为外阴部局部破溃，多为一个或数个，继发感染时可有脓苔，可单独出现，也可能为外阴结核、外阴癌、梅毒等病的主要表现
	外阴瘙痒	表现为外阴部局限性病痒，无原发的皮肤损害，瘙痒严重时，患者可坐卧不安，甚至影响生活及工作
	外阴白色病变	主要表现为外阴组织变性及色素改变，外阴部及肛周皮肤、黏膜因色素脱失而变白，常对称，有奇痒。病程日久可能出现皮肤、黏膜干燥，易皲裂，失去弹性，外阴病变部分组织萎缩甚至消失，阴道口变窄等
结语		非特异性外阴炎应与这些疾病相鉴别，以免误诊

92. 细菌性阴道病需做哪些实验室检查

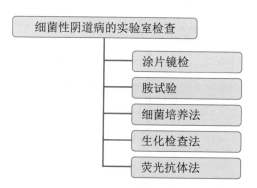

细菌性阴道病的实验室检查		
细菌性阴道病的实验室检查	涂片镜检	取分泌物作涂片可找到线索细胞。线索细胞是表面附着有大量的加特纳菌的上皮细胞，特点是上皮细胞表面毛糙或有细小的颗粒，好像撒上了一层面粉。细菌为革兰染色阴性的球状杆菌
	胺试验	取一滴 10%氢氧化钾溶液加入阴道分泌物中，可闻到有"鱼腥"样氨释出，这是因为分泌物中胺量较高，遇碱后可放出氨味来
	细菌培养法	应先分离后再作培养，可见到直径为 0.5mm 圆形、不透明、表面光滑的菌落
	生化检查法	取阴道分泌液作生化测定，正常妇女乳酸盐量高，琥珀酸盐量低，而本病妇女测定值正相反
	荧光抗体法	涂片后用荧光抗体染色镜检
结语		实验室检查对细菌性阴道病的诊断是十分必要的,单有白带增多而没有实验室检查是不能诊断本病的

93. 诊断细菌性阴道病需要哪些指标

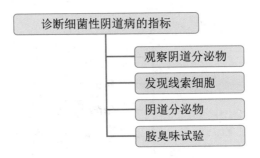

诊断细菌性阴道病的指标	观察阴道分泌物	均匀稀薄白色的阴道分泌物，常黏附于阴道壁
	发现线索细胞	取少量阴道分泌物放在玻片上，以一滴 0.9%氯化钠溶液相混合，高倍显微镜下寻找线索细胞，与滴虫性阴道炎不同的是白细胞极少，线索细胞即阴道脱落的表层细胞于细胞边缘黏附颗粒状物，即各种厌氧菌，尤其是加特纳菌，细胞边缘不清
	阴道分泌物	阴道分泌物 pH＞4.5
	胺臭味试验	胺臭味试验：阳性
结语		细菌性阴道病为阴道内正常菌群失调所致的一种混合感染，但临床及病理特征无炎症改变，主要表现为阴道分泌物增多，有鱼腥味，尤其性交后加重，可伴有轻度外阴瘙痒或烧灼感。它的诊断标准通常有以上 4 项中有 3 项阳性即可临床诊断为细菌性阴道病

94. 细菌性阴道病与其他疾病如何鉴别

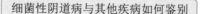

细菌性阴道病与其他疾病如何鉴别

　　外阴阴道假丝酵母菌病

　　阴道毛滴虫病

| 细菌性阴道病与其他疾病如何鉴别 | 外阴阴道假丝酵母菌病 | 也称外阴阴道念珠菌病、霉菌性阴道炎，其典型病例诊断要点如下：
①主要表现为外阴瘙痒、灼痛，严重时坐卧不宁，异常痛苦，还可伴有尿频、尿痛及性交疼痛。
②部分患者阴道分泌物增多，阴道分泌物特征为白色稠厚呈凝乳或豆腐渣样，由脱落上皮细胞和菌丝体、酵母菌和假菌丝组成。
③若为外阴炎，妇科检查外阴可见红斑、水肿，常伴有抓痕。若为阴道炎，阴道黏膜可见水肿、红斑，小阴唇内侧及阴道黏膜上附有白色块状物，擦除后露出红肿黏膜面，急性期还可能见到糜烂及浅表溃疡。
④阴道 pH＜4.5。
⑤显微镜检查：芽生孢子及假菌丝，少量白细胞。若在分泌物中找到白假丝酵母菌即可确诊。取少许凝乳状分泌物，放于盛有 10% KOH 玻片上，混匀后在显微镜下找到芽孢和假菌丝。由于 10% KOH 可分解其他细胞成分，使假丝酵母菌检出率提高，阳性率为 70%～80%，高于生理盐水的 30%～50%。此外，可用革兰染色检查，若有症状而多次湿片检查为阴性，或为顽固病例，为确诊是否为非白假丝酵母菌感染，可采用培养法。pH 测定具有重要鉴别意义，若 pH＜4.5，可能为单纯假丝酵母菌感染；若 pH＞4.5，并且涂片中有大量白细胞，可能存在混合感染 |

| 细菌性阴道病与其他疾病如何鉴别 | 阴道毛滴虫病 | 也称滴虫性阴道炎，是由阴道毛滴虫引起的妇科常见疾病。其典型病例的诊断要点如下：
①阴道分泌物增多呈泡沫状，味恶臭，黄绿色。
②排尿困难，外阴瘙痒。急性期持续 1 周或数月，病情轻重常有波动，性交疼痛，月经期后症状加重。
③检查发现从阴道穹窿及子宫颈轻度充血到广泛糜烂、瘀点及肛周糜烂、颗粒状易碎及潮红的子宫内膜（草莓状子宫颈）。
④阴道毛滴虫若在尿道或膀胱寄生，则可引起毛滴虫性尿道、膀胱炎；阴道毛滴虫能吞噬精子，可致不孕。
⑤阴道 pH 值一般为 5～6.5。
⑥显微镜检查：悬滴法是检查阴道毛滴虫最简单方法，阳性率可达 80%～90%。将检体涂在载玻片上，再加 1 滴生理盐水后加盖玻片，用 100～200 倍镜检，可见原虫鞭毛波动膜活动。在生理盐水中加 5% 的中性红，滴虫不能死亡，并不着色，而周围形成粉红色，对白色的原虫易于认出，或用 1600 倍吖啶橙液 1 滴滴入新鲜标本上，用荧光显微镜观察，可见虫体带有淡黄绿色的荧光，特别好看，直接镜检法检出率极高。也可用涂片染色法或培养法检测 |
| 结语 | | 诊断细菌性阴道病主要需与生殖器假丝酵母菌病和阴道毛滴虫病相鉴别，后者一般外阴瘙痒症状较重，但主要还是依靠分泌物进行检测更为准确 |

95. 前庭大腺脓肿有哪些诊断标准

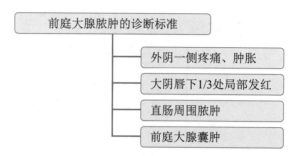

前庭大腺脓肿的诊断标准	外阴一侧疼痛、肿胀	外阴一侧疼痛、肿胀，形成脓肿时疼痛剧烈，可伴发热等全身症状
	大阴唇下 1/3 处局部发红	大阴唇下 1/3 处局部发红，触痛明显，肿胀，若形成脓肿，多呈鸡蛋至苹果大小肿块，常为单侧性。肿块表面皮肤发红变薄，周围组织水肿，炎症严重时可向会阴部及对侧外阴部发展。局部触痛明显，有波动感，腹股沟淋巴结多肿大
	直肠周围脓肿	脓肿如不及时进行处理，偶可向后侧方向扩散，形成直肠周围脓肿，有时甚至向直肠溃破
	前庭大腺囊肿	前庭大腺炎急性期后，由于腺管口阻塞，腺内分泌液不能排出而潴留，可形成前庭大腺囊肿
结语		前庭大腺脓肿主要诊断依据为体检发现前庭大腺位置形成瘤性、局限性、波动感肿块，脓肿内容物需进行淋菌和衣原体培养，宫颈分泌物培养有助于诊断性传播疾病

96. 如何诊断婴幼儿外阴阴道炎

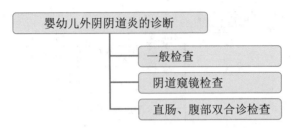

婴幼儿外阴阴道炎的诊断		
	一般检查	检查外阴用中、食二指轻轻分开大阴唇，仔细观察外阴、尿道及阴道前庭等处
	阴道窥镜检查	阴道窥镜检查是最好的检查，器械是膀胱镜。也可用支气管镜或鼻镜作阴道窥器。较大的女孩可采用特制的小型阴道鸭嘴器。通过上述窥器，可以比较清楚地看到宫颈情况，检查阴道上皮及分泌物，有无异物，同时用小棉棒取阴道分泌物作涂片，用革兰染色，还可取分泌物作培养，并作药物敏感试验，如此便可确定病原菌
	直肠、腹部双合诊检查	直肠、腹部双合诊检查，用左手中指及食指分开双侧大阴唇，以右手食指（较小幼儿进入食指有困难时，也可用小指）伸入患儿肛门与腹部，另一手互相配合触摸阴道内有无异物、子宫大小及盆腔情况。直肠检查还可协助取阴道分泌物。方法是直肠的手指向前挤压阴道后壁，另一手拿以消毒的玻璃管，边挤压直肠边抽吸阴道分泌物
结语		由于婴幼儿解剖的特点及不能自动与医师合作，给诊断带来一定的困难。但是，体检是诊断的主要依据，因此，医师需要高度耐心与细心地向患儿母亲与相关人员详细询问病史。检查时手法要轻巧敏捷，有时为了获得满意的检查结果，须设法分散患儿的注意力，如边检查边与患儿交谈，使其腹壁放松。个别情况下，需要在全身麻醉下对患儿进行检查

97. 婴幼儿外阴阴道炎的诊断标准是什么

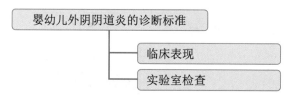

婴幼儿外阴阴道炎的诊断标准	临床表现	患儿哭闹不安，常用手搔抓外阴部。检查可见外阴红肿痒痛，有大量分泌物，可呈脓性；阴道前庭黏膜充血、水肿或小阴唇粘连；尿道口或阴道口被遮盖，尿流变细，自小阴唇间小孔流出。如为阴道异物造成的外阴阴道炎，可见阴道分泌物特多，且为血、脓性，有臭味
	实验室检查	取分泌物涂片，用革兰染色查致病菌；或做分泌物培养以明确致病菌，并注意排除滴虫或霉菌性感染
结语		婴幼儿外阴阴道炎的参考诊断标准如上

98. 老年性阴道炎需和哪些疾病相鉴别

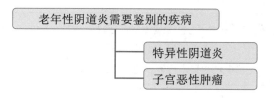

老年性阴道炎需要鉴别的疾病	特异性阴道炎	老年性阴道炎需和特异性阴道炎鉴别：应取阴道分泌物检查以排除滴虫、霉菌等病原体
	子宫恶性肿瘤	出现血性白带应与子宫恶性肿瘤鉴别：与宫颈癌、子宫内膜癌、卵巢癌、输卵管癌鉴别。妇科检查时注意子宫大小及形态、出血来源与阴道细胞学检查，必要时行宫颈或子宫内膜活组织检查等
结语		根据临床表现，诊断一般不难，但应排除其他疾病才能诊断

99. 如何诊断复杂性外阴阴道假丝酵母菌病

```
┌─────────────────────────────────┐
│ 复杂性外阴阴道假丝酵母菌病的诊断标准 │
└─────────────────────────────────┘
              │
              ├──── ┌──────────┐
              │     │ 临床表现   │
              │     └──────────┘
              │
              └──── ┌──────────┐
                    │ 实验室检查 │
                    └──────────┘
```

复杂性外阴阴道假丝酵母菌病的诊断标准	临床表现	①症状：外阴瘙痒、灼痛，可伴有尿频、尿痛以及性交疼痛等症状，白带增多 ②体征：外阴潮红、水肿，可见抓痕或皲裂，小阴唇内侧及阴道黏膜附着白色膜状物，阴道内可见较多的白色豆渣样分泌物
	实验室检查	①悬滴法：10% KOH 悬滴镜检：菌丝阳性率 70%～80%，生理盐水法阳性率低，不推荐 ②涂片法：革兰染色后镜检，菌丝阳性率 70%～80% ③培养法：外阴阴道假丝酵母菌病或有症状但多次显微镜检查阴性者应采用培养法诊断 ④测定 pH 有重要的鉴别意义。若 pH<4.5 可能为单纯性阴道假丝酵母菌病，pH>4.5 并且涂片中有大量白细胞，可能存在混合感染
	结语	复杂性外阴阴道假丝酵母菌病包括复发性外阴阴道假丝酵母菌病、重度外阴阴道假丝酵母菌病、非白色假丝酵母菌病所致的外阴阴道假丝酵母菌病，或宿主合并有未控制的糖尿病、免疫抑制和衰竭患者

100. 如何诊断滴虫性阴道炎

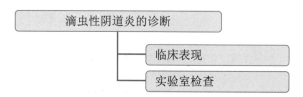

滴虫性阴道炎的诊断	临床表现	根据患者的主诉、病史、临床表现和特有的黄绿色带泡沫的白带，以及阴道窥器检查，可见阴道及宫颈黏膜红肿，并有散在的出血点或草莓状突起，后者一般不超过 5%，阴道 pH＞5，可以做出诊断
	实验室检查	无论是急性还是慢性滴虫性阴道炎，确诊都要借助实验室检查。患者在检查前不要做阴道冲洗或阴道上药，24～48 小时内不宜有性生活。阴道毛滴虫的检查方法中以用悬滴法直接镜检较快，操作简便，在有症状的病例中，其阳性率可达 80%～90%。其方法是在双合诊以前，用消毒棉棒在阴道较深部位取少许分泌物，立即与已滴在玻片上的少量温生理盐水调和后镜检。如果找到活动的滴虫，即可确诊。如果患者临床症状可疑，但多次悬滴法检查没有找到滴虫，此时可以做滴虫培养，准确率很高，达 98%以上。涂片染色法是另一种检查滴虫的方法，取分泌物涂片染色，再在显微镜下观察，其诊断的准确率与检查者的经验有关
结语		由阴道毛滴虫感染而引起的阴道炎症称为滴虫性阴道炎，可以通过临床表现和实验室检查确诊

101. 急性宫颈炎的主要致病病原体及检测有哪些

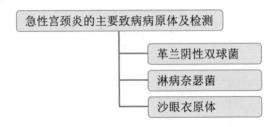

急性宫颈炎的主要致病病原体及检测		
	革兰阴性双球菌	分泌物涂片革兰染色，查找中性粒细胞内有无革兰阴性双球菌
急性宫颈炎的主要致病病原体及检测	淋病奈瑟菌	进行淋病奈瑟菌培养。核酸检测，PCR 技术检测淋病奈瑟菌的 DNA 片段
	沙眼衣原体	检测沙眼衣原体常用的方法有：①衣原体培养；②酶联免疫吸附试验检测沙眼衣原体抗原；③核酸检测
结语		急性宫颈炎主要由性传播疾病的病原体淋病奈瑟菌及沙眼衣原体所致

102. 慢性宫颈炎的诊断要点有哪些

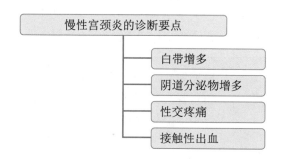

慢性宫颈炎的诊断要点	白带增多	白带增多、黏稠，或成脓性，或带血丝
	阴道分泌物增多	阴道分泌物明显增多，或黄或红，或成脓性，气味腥臭
	性交疼痛	性交疼痛，性交后阴道出血，下腹坠痛
	接触性出血	严重慢性宫颈炎患者可有接触性出血，并导致不孕，结合阴道内窥镜的肉眼观察，即可诊断本病
结语		因慢性炎症的症状常为其他妇科病所掩蔽，常和阴道炎、附件炎同时发病，故多在例行妇科检查时发现。此外，要作宫颈涂片或活检，以排除其他恶性病变

103. 慢性宫颈炎分为哪几种类型

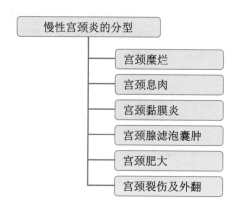

慢性宫颈炎的分型	宫颈糜烂	临床最为多见，宫颈外口处的宫颈阴道部外观呈颗粒状的红色区称为宫颈糜烂
	宫颈息肉	宫颈管黏膜增生形成的局部突起病灶
	宫颈黏膜炎	病变局限于宫颈管黏膜及黏膜下组织，宫颈阴道部外观光滑，宫颈外口见有脓性分泌物，有时宫颈管黏膜增生向外突出，可见宫颈口充血，发红，由于宫颈管黏膜及黏膜下组织充血水肿，炎性细胞浸润和结缔组织增生可使宫颈肥大
	宫颈腺滤泡囊肿	在宫颈糜烂愈合过程中，新生的鳞状上皮覆盖宫颈腺管口或伸入腺管将腺管口阻塞，腺管周围的结缔组织增生或瘢痕形成压迫腺管，使腺管变窄甚至阻塞，腺体分泌物引流受阻，潴留形成囊肿。检查时可见宫颈表面突出多个青白色小囊泡，内含无色胶胨状物。若囊肿感染，则外观呈白色或淡黄色小囊泡
	宫颈肥大	由于慢性炎症长期刺激，宫颈组织充血、水肿，使子宫呈不同程度的肥大，可比正常大 2～3 倍，表面多光滑，腺体和间质增生还可能在腺体深部有黏液潴留形成囊肿，有时可见到宫颈腺囊肿突起，最后由于纤维结缔组织的增生，可以造成宫颈硬度增加
	宫颈裂伤及外翻	子宫颈裂伤多发于分娩、流产或子宫颈扩张术，侧裂最常见。若子宫颈两侧均有裂伤，因瘢痕收缩会使子宫颈前后唇的内膜向外翻出。另外，子宫颈外口松弛，宫颈内膜受阴道分泌物刺激而过度增生翻出，这也是形成子宫颈外翻的又一因素
结语		慢性宫颈炎临床上分为宫颈糜烂（轻度、中度、重度糜烂）、宫颈息肉、宫颈黏膜炎、宫颈腺滤泡囊肿、宫颈肥大和宫颈裂伤及外翻。其中，以宫颈糜烂最为多见

104. 急性盆腔炎的诊断依据有哪些

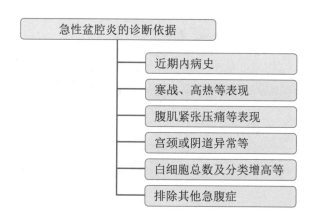

急性盆腔炎的诊断依据		
	近期内病史	近期内有流产、分娩、妇科手术或慢性盆腔炎史以及月经期处理不当等病史
	寒战、高热等表现	寒战、高热，体温超过 38.3℃，头痛、精神不振、食欲差，以及下腹疼痛，白带增多等表现
	腹肌紧张压痛等表现	腹肌紧张，两下腹压痛及反跳痛，内诊子宫增大、压痛、盆腔包块、脓肿，宫颈举痛或子宫压痛或附件区压痛等
	宫颈或阴道异常等	宫颈或阴道异常，黏液性脓性分泌物，阴道分泌物用 0.9% 氯化钠溶液涂片可见大量白细胞
	白细胞总数及分类增高等	白细胞总数及分类增高，红细胞沉降率升高，血 C 反应蛋白升高，实验室证实的宫颈淋病奈瑟菌或衣原体阳性，子宫内膜活检组织学证实子宫内膜炎，阴道超声或核磁共振检查显示输卵管增粗，输卵管积液伴或不伴有盆腔积液，输卵管卵巢肿块，以及腹腔镜检查发现盆腔炎性疾病征象
	排除其他急腹症	排除了阑尾炎、异位妊娠、卵巢囊肿蒂扭转或破裂等其他急腹症
结语		急性盆腔炎的诊断并不困难，根据病史、症状和体征，一般即可做出诊断。但有时需与子宫内膜异位症、盆腔结核、异位妊娠及卵巢肿瘤等相鉴别

105. 急性盆腔炎需做哪些辅助检查

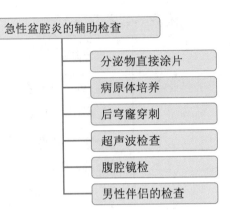

急性盆腔炎的辅助检查	分泌物直接涂片	取样可为阴道、宫颈管分泌物，或尿道分泌物，或腹腔液（经后穹窿、腹壁，或经腹腔镜获得），做直接薄层涂片，干燥后以亚甲基蓝或革兰染色。凡在多形核白细胞内见到革兰阴性双球菌者，则为淋病感染。因为宫颈管淋菌检出率只有 67%，所以涂片阴性并不能排除淋病存在，而阳性涂片是很有特异性的。沙眼衣原体的镜检可采用荧光素单克隆抗体染料，凡在荧光显微镜下观察到一片星状闪烁的荧光点即为阳性
	病原体培养	标本来源同上，应立即或在 30 秒内将其接种于 Thayer-Martin 培养基上，置35℃温箱培养 48 小时，以糖酵解进行细菌鉴定。新的相对快速的衣原体酶测定代替了传统的衣原体的检测方法，也可用哺乳动物细胞培养进行对沙眼衣原体抗原检测，此法系酶联免疫测定。敏感性平均为 89.5%，有98.4%的特异性
	后穹窿穿刺	后穹窿穿刺是妇科急腹症最常用且有价值的诊断方法之一。通过穿刺，所得到的是腹腔内容物或子宫直肠窝内容物，如正常腹腔液、血液（新鲜、陈旧、凝血丝等）脓性分泌物或脓汁，都可使诊断进一步明确，穿刺物的镜检和培养更属必要

急性盆腔炎的辅助检查	超声波检查	主要是 B 型或灰阶超声扫描、摄片,这一技术对于识别来自输卵管、卵巢及肠管粘连一起形成的包块或脓肿有 85% 的准确性。但轻度或中等度的盆腔炎很难在 B 型超声影像中显示出特征
	腹腔镜检	如果不是弥漫性腹膜炎,患者一般情况尚好,腹腔镜检可以在盆腔炎或可疑盆腔炎以及其他急腹症患者施行,腹腔镜检查不但可以明确诊断和鉴别诊断,还可以对盆腔炎的病变程度进行初步判定
	男性伴侣的检查	这有助于女性盆腔炎的诊断。可取其男性伴侣的尿道分泌物作直接涂片染色或培养淋病双球菌,如果发现阳性,则是有力的佐证,特别在无症状或症状轻者。或者可以发现有较多的白细胞。如果对所有盆腔炎患者的男性伴侣给予治疗,不论他们有无尿道炎症状,则对减少复发显然是非常有意义的
结语		急性盆腔炎多见于有月经、性活跃的妇女。炎症可局限于一个部位,也可同时累及几个部位,最常见的是输卵管炎及输卵管卵巢炎,单纯的子宫内膜炎或卵巢炎较少见

106. 慢性盆腔炎常见有哪些类型

```
┌─────────────────────────────┐
│      慢性盆腔炎常见类型       │
└─────────────────────────────┘
        ├──┤     输卵管炎     │
        │  └──────────────────┘
        ├──┤ 输卵管积水与输卵管卵巢囊肿 │
        │  └──────────────────┘
        └──┤  慢性盆腔结缔组织炎  │
           └──────────────────┘
```

慢性盆腔炎常见类型	输卵管炎	是盆腔炎中最为常见的。输卵管黏膜与间质因炎症受到破坏，使输卵管增粗、纤维化而呈条索状或进而使卵巢、输卵管与周围器官粘连，形成质硬而固定的肿块
	输卵管积水与输卵管卵巢囊肿	输卵管发炎后，伞端粘连闭锁，管壁渗出浆液性液体，潴留于管腔内形成输卵管积水。或是输卵管积脓的脓液吸收后，也可形成输卵管积水。如果同时累及卵巢则形成输卵管卵巢囊肿
	慢性盆腔结缔组织炎	以炎症蔓延到子宫旁结缔组织和子宫骶韧带处最为多见。局部组织增厚、变硬、向外呈扇形散开直达盆壁，子宫固定不动或被牵向患侧
结语		盆腔炎的范围主要局限于输卵管、卵巢和盆腔结缔组织。临床上常见的有以上 3 种类型

107. 慢性盆腔炎的诊断标准有哪些

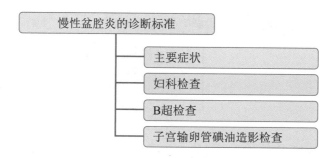

慢性盆腔炎的诊断标准	主要症状	腰骶部疼痛或下腹痛，或因长时间站立、过劳、性交，或经前期加重，重者影响工作。或有白带增多、月经紊乱、经血量多、痛经、性交不快、输卵管阻塞、不孕等。日久或有体质虚弱，精神压力大、常合并神经衰弱
	妇科检查	子宫常呈后位，活动受限或粘连固定、压痛。输卵管炎时在宫体旁可触及到条索状物，有压痛；输卵管积水或输卵管卵巢囊肿，可在盆腔触到囊性肿物，活动受限，压痛；盆腔结缔组织炎时，则子宫一侧或两侧有片状增厚、压痛，子宫骶骨韧带增粗、变硬、压痛
	B超检查	两侧附件增宽、增厚，或有炎性肿物
	子宫输卵管碘油造影检查	显示输卵管部分或完全阻塞
结语		根据前两项，加后两项中的一项，即可诊断患有慢性盆腔炎

108. 慢性盆腔炎需与哪些疾病相鉴别

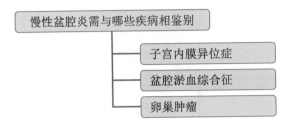

慢性盆腔炎需与哪些疾病相鉴别	子宫内膜异位症	主要表现是继发渐进性痛经，伴月经失调或不孕。若在子宫后壁、子宫骶骨韧带、后陷凹处有触痛性结节，即可诊断。此外，慢性盆腔炎久治无效者，应考虑有内膜异位症的可能
	盆腔淤血综合征	表现为腰骶骨部疼痛及小腹坠痛，向下肢放射，久站及劳累后加重。检查宫颈呈紫蓝色，但子宫及附件无异常，症状与体征不符。通过盆腔静脉造影可以确诊
	卵巢肿瘤	卵巢恶性肿瘤亦可表现为盆腔包块，与周围粘连，不活动，有压痛，与炎性包块易混淆。但其一般健康情况较差，病情发展迅速，疼痛为持续性，与月经周期无关。行 B 超检查可有助于诊断
结语		有急性盆腔炎史以及症状和体征者，诊断多无困难，但有时患者症状较多，而无明显盆腔炎病史及阳性体征，此时对慢性盆腔炎的诊断须慎重，以免轻率作出诊断造成患者思想负担

109. 急性子宫内膜炎的诊断标准有哪些

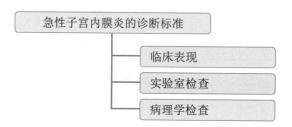

急性子宫内膜炎的诊断标准	临床表现	急性子宫内膜炎和子宫肌炎的患者，一般症状都比较轻微，常常被忽略，可有低热，体温在 37℃ 左右，很少超过 38℃。阴道有持续性少量流血，分泌物量多，呈脓性或淡血性，如为厌氧菌的混合感染，则有臭味；腹痛症状多不明显。炎症累及子宫肌层时，各种症状加重，可有突然下腹疼痛，明显持续下腹疼痛可向双侧大腿放射，白带增多，伴发热（体温为 38～40℃），脉搏增快（120～140 次/分）。妇科检查，子宫颈口有大量脓、血性分泌物外溢，子宫颈举痛，子宫体稍大。如发生在产后、剖宫产后或流产后则有恶露长期不净。治疗不及时炎症可发展为附件炎、结缔组织炎，甚至败血症
	实验室检查	周围血白细胞升高，总数 $10.0 \times 10^9/L$ 以上，中性粒细胞超过 0.80，宫颈分泌物培养有致病菌生长
	病理学检查	子宫内膜充血、水肿，有炎性渗出物，严重者内膜坏死，脱落形成溃疡，镜下见大量白细胞浸润，镜检符合急性子宫内膜炎改变，炎症向深部侵入形成子宫肌炎
结语		急性子宫内膜炎主要根据临床表现及实验室检查、病理学检查来诊断

110. 慢性子宫内膜炎和子宫肌炎的诊断依据有哪些

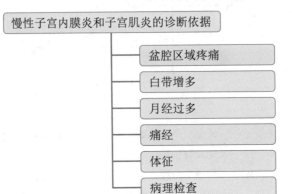

慢性子宫内膜炎和子宫肌炎的诊断依据	盆腔区域疼痛	约有 40%患者主诉在月经间歇期间有下腹坠胀痛、腰骶部酸痛
	白带增多	由于内膜腺体分泌增加所致。一般为稀薄水样，淡黄色，有时为血性白带
	月经过多	经期仍规则，但经量倍增，流血期亦显著延长。仅有极少数患者由于大量流血而引起贫血，可能由于内膜增厚及炎症充血所致。不规则出血者不多见，有时偶可出血数小时或持续 1～2 天即停止
	痛经	较多发生于未产妇，但严重痛经者极少，可能由于内膜过度增厚，阻碍组织正常退变坏死，刺激子宫过度痉挛性收缩所致
	体征	轻度炎症时，双合诊可无异常发现。当子宫积脓时，查子宫呈球形增大，柔软并压痛，窥阴器检查可见宫颈排出血性脓液，奇臭
	病理检查	①标本大体肉眼观察：子宫内膜肿胀、苍白。 ②镜下检查：内膜间质内有很多浆细胞及淋巴细胞浸润。值得指出的是，较多的浆细胞出现对诊断极为重要。炎症时间较久者可见纤维母细胞及毛细血管增生
结语		临床表现并无特殊，但如结合感染病史、白带与月经量增多、盆腔区域隐痛及痛经这四大症状，对诊断有很大价值。诊断性刮宫可确定发病原因及排除恶性病变

111. 慢性子宫内膜炎需与哪些疾病相鉴别

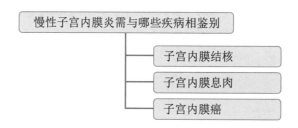

慢性子宫内膜炎需与哪些疾病相鉴别	子宫内膜结核	子宫内膜结核有下腹坠痛、白带增多、月经量多等类似慢性子宫内膜炎的症状，但前者在活动期可有低热、盗汗、乏力等症，晚期可出现月经稀少、甚至闭经，大多丧失生育能力。临床上可通过诊断性刮宫或子宫输卵管造影协助诊断
	子宫内膜息肉	子宫内膜息肉以月经过多、经期延长为特点，发生感染或坏死时，可有不规则出血、脓性白带等，诊断有困难时，可通过诊断性刮宫、宫腔镜检查或取活检协助诊断
	子宫内膜癌	子宫内膜癌以黄水样或血样白带为特点，感染时可有不规则出血及脓性白带，晚期可出现疼痛、贫血、消瘦、恶病质等。临床可采用分段诊断性刮宫的方法，进行病理学诊断，还可通过子宫镜检查的方法明确诊断
结语		慢性子宫内膜炎需与这些疾病相鉴别

112. 急性输卵管卵巢炎的诊断依据有哪些

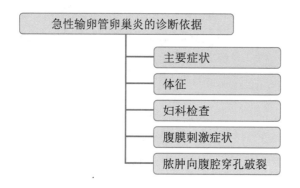

急性输卵管卵巢炎的诊断依据	主要症状	下腹痛及发热是本症的典型症状。患者可先有发热然后感下腹痛，也可能两种症状同时发生。发热前可有寒战，一般在感染后两周内发病，先有全身乏力、食欲不振等全身症状，发病即出现高热为39～40℃，脉速为110～120次/分，可能有恶寒或寒战，两侧下腹部剧痛，大便时加重。有时并有小便疼痛、腹胀、便秘等，常有脓性白带。个别患者下腹痛可能较轻，因而不被患者注意
	体征	急性病容，颜面潮红，腹部特别下腹部压痛明显，拒绝按压，腹肌强直，反跳痛明显，并有鼓胀
	妇科检查	阴道有脓性分泌物或为血性分泌物，宫颈多为程度不等的红肿。如系淋菌感染则在前庭大腺腺管外口、尿道口及宫颈外口处均可见到或挤压出脓液。双合诊时移动宫颈有剧痛。由于患者怕痛及腹壁紧张，往往不易查清盆腔内情况。如可扪清子宫，则一般子宫较固定，正常大或稍增大，有剧烈触痛。两侧附件区普遍触痛，一般不易摸清附件肿块。急性输卵管卵巢炎患者有时可伴发肝周围炎综合征，表现为右上腹或右下胸部痛，颇似胆囊炎或右侧胸膜炎的症状。淋菌或沙眼衣原体感染均有可能引起此种情况，而以后者更为可能。此症常被误诊为急性胆囊炎
	腹膜刺激症状	当形成输卵管卵巢脓肿时，虽接受积极治疗，体温仍高，呈弛张热或稽留热，脉细速，腹膜刺激症状更为明显，且常有直肠压迫及疼痛感觉。妇科检查子宫及附件已触痛明显，在盆腔一侧或两侧可触到张力大而稍带囊感的疼痛包块。如脓肿位于子宫直肠窝，则阴道检查可感后穹窿饱满突出，肛诊时感觉更明显
	脓肿向腹腔穿孔破裂	输卵管卵巢脓肿向腹腔穿孔破裂时，患者突然感到剧烈疼痛，并持续加剧，可有恶心、呕吐、寒战。随后患者出现面色苍白、血压下降、脉搏微速、出冷汗等临床休克状态。检查腹部有弥漫性压痛、明显反跳痛及腹肌强直。腹式呼吸消失，并有腹张、肠麻痹等症状，需紧急处理。如脓肿向直肠或阴道后穹窿穿破，则可由肛门或阴道排出多量脓液，此后病情即有明显好转
结语		急性输卵管卵巢炎的诊断依据如上

113. 急性输卵管卵巢炎做实验室检查会有哪些变化

急性输卵管卵巢炎实验室检查变化		
	腹水同种淀粉酶值/血清同种淀粉酶变小	
	腹水中白细胞计数明显增高	
	血沉增快	

急性输卵管卵巢炎实验室检查变化	腹水同种淀粉酶值/血清同种淀粉酶变小	急性输卵管炎时，取后穹窿穿刺测定腹水同种淀粉酶值/血清同种淀粉酶值的商。某些生殖器官的黏膜，如输卵管及宫颈管黏膜等可产生一种有别于胰腺所产生的淀粉酶，此种生殖淀粉酶与唾液淀粉酶不易区别。现已发现在直肠子宫陷凹处的腹水中，存在此种非胰腺产生的淀粉酶，包括生殖与唾液淀粉酶称为同种淀粉酶，其正常值为 300U/L。当输卵管黏膜受炎症损害时，则腹水中的同种淀粉酶的含量即明显降低，降低程度与炎症的严重程度成正比，可降至 40U/L 左右，但患者的血清同种淀粉酶值仍维持在 140U/L 左右。故对可疑急性输卵管炎患者，可行阴道后穹窿处穿刺取少许腹水以测定同种淀粉酶值，同时取患者血以测定酶值。凡腹水同种淀粉酶值/血清同种淀粉酶的商少于 1.5 者，大多数均被手术证明系急性输卵管炎患者。此项检查已被认为是对急性输卵管炎较可靠的辅助诊断方法
	腹水中白细胞计数明显增高	腹水中白细胞计数明显增高；急性输卵管炎时，周围血白细胞总数及中性白细胞均明显增高；肉芽肿性输卵管炎，周围血白细胞总数可正常，而淋巴细胞增多。白细胞分类计数对诊断有一定帮助。白细胞总数在（20～25）×10^9/L，中性白细胞在 0.8～0.85 以上且有毒性颗粒，提示有脓肿存在。如白细胞总数在（10～15）×10^9/L，可能尚无脓肿，应反复检查数次，一次检查有时不够准确
	血沉增快	血沉亦会增快，血沉超过 20～30mm/h，亦常有脓肿形成的线索。但仍宜结合临床表现及局部检查，综合分析判断
结语		急性输卵管卵巢炎实验室检查会发生如上变化

114. 急性输卵管卵巢炎需与哪些疾病进行鉴别

急性输卵管卵巢炎需与哪些疾病进行鉴别

├ 与急性阑尾炎鉴别

├ 与急性肾盂炎鉴别

└ 与输卵管妊娠流产或破裂及卵巢囊瘤蒂扭转的鉴别

急性输卵管卵巢炎需与哪些疾病进行鉴别	与急性阑尾炎鉴别	右侧病灶较为严重的输卵管卵巢炎易与急性阑尾炎相混淆，但急性阑尾炎腹痛开始于脐周围，数小时或稍长时间后即局限于马氏点，而急性输卵管卵巢炎开始即局限于下腹部两侧。急性阑尾炎常伴有恶心、呕吐症状，而输卵管卵巢炎可有可无。急性阑尾炎仅有轻度发烧，而白细胞增高较为明显。检查时阑尾炎压痛点在马氏点，而在输卵管炎压痛处较低且为双侧。阑尾穿孔伴发腹膜炎时鉴别较困难，这时腹痛、触痛、腹肌紧张均累及整个下腹部，极似输卵管卵巢炎。盆腔检查虽可有触痛及抵抗感，但其剧烈程度似不及急性输卵管卵巢炎，后者有时还可触到附件肿大或附件脓肿。但有时阑尾炎波及同侧子宫附件或阑尾穿孔后形成盆腔脓肿，则不易鉴别，需要剖腹探查
	与急性肾盂肾炎鉴别	肾脏虽位于骨盆之上，但严重的急性肾盂肾炎，有时症状极似急性附件炎。肾盂肾炎疼痛主要在上腹部，但可波及满腹，肾区肋椎角有显著触痛及叩击痛；同时可有高热，但患者痛苦情况不如附件炎及阑尾炎严重。小便（中段尿或导尿标本）检查有脓细胞、红细胞存在
	与输卵管妊娠流产或破裂及卵巢囊瘤蒂扭转的鉴别	输卵管妊娠流产或破裂，尿 HCG 为阳性。卵巢囊肿扭转既往有囊肿存在，在体位改变时突然出现急腹痛
	结语	急性输卵管卵巢炎临床表现为急腹症，应与急性阑尾炎、输卵管妊娠破裂、卵巢囊瘤蒂扭转及急性肾盂肾炎相鉴别

115. 如何诊断慢性输卵管卵巢炎

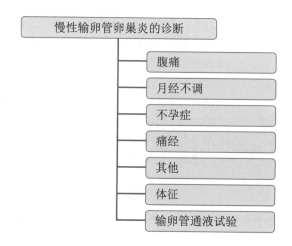

慢性输卵管卵巢炎的诊断	腹痛	下腹有不同程度疼痛，多为隐性不适感，腰背部及骶部酸痛、发胀、下坠感，常因劳累而加剧。由于盆腔粘连，可能有膀胱、直肠充盈痛或排空时痛，或其他膀胱直肠刺激症状，如尿频、里急后重等
	月经不调	以月经过频、月经量过多为最常见，可能是盆腔充血及卵巢功能障碍的结果。由于慢性炎症导致子宫纤维化、子宫复旧不全或粘连所致的子宫位置异常等，均可引起月经过多
	不孕症	输卵管本身受到病损的侵害，形成阻塞而致不孕，以继发不孕较为多见
	痛经	因盆腔充血而致成淤血性痛经，多半在月经前 1 周开始即有腹痛，越临近经期越重，直到月经来潮
	其他	如白带增多、性交疼痛、胃肠道障碍、乏力、劳动受影响或不耐久劳、精神神经症状及精神抑郁等

慢性输卵管卵巢炎的诊断	体征	①腹部检查：除两侧下腹部可有轻度触痛外，很少有其他阳性发现。部分患者下腹压痛，以髂凹处明显。 ②妇科检查：子宫颈多有糜烂、外翻，有黏液脓性白带。子宫常后倾或后屈，活动度较正常为差，一般移动宫颈或宫体有疼痛感，轻症仅在双侧附件处触得增厚条索状输卵管；重者则可在盆腔两侧或子宫后侧方扪到大小不等、不规则和固定的包块，多有压痛。壁厚实而粘连，严重的囊性肿块多为脓肿；壁薄、张力大而稍能活动者，多为输卵管积水
	输卵管通液试验	对于不孕、其他症状轻微、妇科检查见宫旁组织稍增厚而无包块者，可做输卵管通液试验。输卵管不通时，即可诊断为慢性输卵管炎
结语		输卵管卵巢炎的急性期，若治疗延误或不彻底，迁延日久则形成慢性

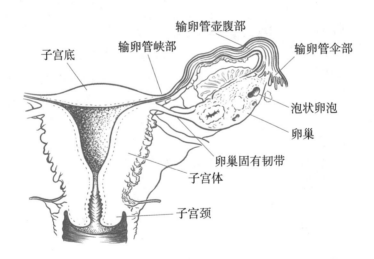

输卵管解剖

116. 慢性输卵管卵巢炎可分为哪几类

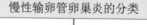

慢性输卵管卵巢炎的分类		
		输卵管积水及输卵管卵巢囊肿
		输卵管积脓与输卵管卵巢脓肿
		附件炎症性包块
		慢性间质性输卵管炎

慢性输卵管卵巢炎的分类	输卵管积水及输卵管卵巢囊肿	输卵管积水系输卵管内膜炎引起伞端闭锁，管腔中渗出液积聚而成。有的则为输卵管积脓，部分日久脓液吸收液化，呈浆液状，演变成输卵管积水。如原为输卵管卵巢脓肿则形成输卵管卵巢囊肿（积水）。此外，有时因卵巢周围炎使卵泡破裂受阻而形成卵泡囊肿，或卵泡破裂时细菌乘虚而入，形成炎性积液，以后又与输卵管积水贯通而成输卵管卵巢囊肿。输卵管积水常不甚大，直径均在 15cm 以下，与输卵管积脓一样，呈曲颈瓶状。输卵管卵巢积水直径可达 10～20cm，两者都见于炎症多年不复发的病例，外表光滑，管壁因膨胀而菲薄透亮。输卵管积水一般有纤细膜样索条与盆腔腹膜粘连，但个别游离。由于远端膨大较重，偶以近端（峡部）为轴，发生输卵管积水扭转，以右侧多见。输卵管积水常为双侧性。其子宫端有时仅疏松闭塞，因而作子宫输卵管碘油造影时，X 线透视或摄片可显示典型的输卵管积水影像；少数病例诉称偶有突发性大量或间断性少量水液自阴道排出，可能为输卵管积水腔内压力增大，积液冲出疏松闭塞的输卵管口所致。大量阴道排液后盆腔检查，可发现原有的包块消失

慢性输卵管卵巢炎的分类	输卵管积脓与输卵管卵巢脓肿	输卵管积脓日久不消，可反复急性发作，尤其与盆腔内的肠管紧密相连，大肠埃希菌渗入而继发混合感染，机体抵抗力减弱时，遗留的输卵管积脓亦可受到外界的激惹，如患者过于劳累、性生活、妇科检查等而急性发作，月经前后由于局部充血亦可复发。由于反复发作，输卵管壁高度纤维化而增厚，并与其邻近器官（子宫、阔韧带后叶、乙状结肠、小肠、直肠、盆底或骨盆侧壁）粘连。如经治疗后稳定，脓液除液化形成输卵管积水外，亦可日益黏稠，并渐渐被肉芽组织所代替，偶可发现钙化或胆固醇结石
	附件炎症性包块	慢性输卵管卵巢炎症，可呈炎性纤维化增生而形成较坚实的炎块。一般较小，如与肠管、大网膜、子宫、盆腔腹膜、膀胱等共同粘连，可形成一大包块，包块亦可在盆腔炎症的手术后形成。此时以保留的器官，如卵巢或部分输卵管、盆腔结缔组织或子宫残端为中心，肠管、大网膜等与之粘连。如已成慢性包块，欲使其炎症彻底消散或包块完全消失，则较为困难
	慢性间质性输卵管炎	为急性间质性输卵管炎遗留的慢性炎症病变，多与慢性卵巢炎并存。可见双侧输卵管增粗、纤维化，在其肌层中、腹膜下可有小脓灶残留。临床表现为附件增厚或条索状增粗，镜检输卵管各层均有淋巴细胞、浆细胞广泛浸润。此外尚可形成一种峡部结节性输卵管炎，是输卵管慢性炎症病变的残留。病变主要局限于输卵管峡部。这类病例在峡部出现明显的结节，结节有时可能很大，类似宫角的小纤维样肿瘤。镜检肌层异常增厚，管腔内膜皱襞可分别卷入肌层，形似子宫内膜异位症，可由其缺乏子宫内膜间质而区别，个别肌层有淋巴细胞、浆细胞浸润
结语		根据慢性输卵管卵巢炎的病变类型大致可分为以下4种：输卵管积水及输卵管卵巢囊肿、输卵管积脓与输卵管卵巢脓肿、附件炎症性包块及慢性间质性输卵管炎

117. 慢性输卵管卵巢炎需与哪些疾病鉴别诊断

```
慢性输卵管卵巢炎需与哪些疾病鉴别诊断
                    └── 与陈旧性宫外孕鉴别
                    └── 与子宫内膜异位症鉴别
```

慢性输卵管卵巢炎需与哪些疾病鉴别诊断	与陈旧性宫外孕鉴别	两者病史不同，陈旧性宫外孕常有月经短期延迟，突然下腹部疼痛，伴有恶心、头晕甚至晕厥等内出血症状，可自行减轻，甚至恢复正常生活，以后又有反复多次突发性腹痛，发作后时有隐痛及下坠感。自觉下腹部有包块，阴道有持续少量流血等，都与慢性附件炎有别，且有外貌贫血。双合诊：包块多偏于一侧，质实而有弹性，形状极不规则，压痛较炎症轻，可通过后穹窿穿刺吸出陈旧性血液或小血块而得到确诊
	与子宫内膜异位症鉴别	有时很难鉴别，因共有痛经、月经多、性交疼痛、排便痛、不孕及盆腔包块、粘连等体征而易混淆。仔细询问病史，子宫内膜异位症之痛经较为渐进性，愈来愈剧烈，经前开始，经期剧烈并持续至经后数日，多为原发不孕，无白带增多及炎症病史。双合诊附件增厚，与后倾子宫的后壁粘连，如子宫骶韧带出现触痛性结节则易诊断，慢性输卵管卵巢炎常缺乏这一体征，可通过子宫输卵管造影或腹腔镜检查，以得出正确诊断
结语		慢性输卵管卵巢炎需与陈旧性宫外孕、子宫内膜异位症相鉴别

118. 如何诊断盆腔脓肿

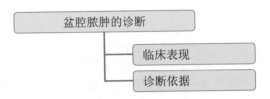

盆腔脓肿的诊断	临床表现	①急性腹膜炎经治疗体温又复升高，脉快 ②下腹部坠胀不适或钝痛，大便次数增多、黏液便、里急后重等直肠刺激症状 ③可有尿频、尿急、尿痛等膀胱刺激症状 ④下腹有压痛，直肠指检括约肌松弛，直肠前壁饱满，触痛，有波动感
	诊断依据	①腹膜炎经治疗后症状一度好转又出现发热，下腹坠胀钝痛及直肠刺激症状 ②白细胞总数及中性粒细胞增高 ③B 超及 CT 提示盆腔有脓腔存在 ④直肠前壁（已婚者经后穹窿）穿刺抽到脓液
结语		盆腔处于腹腔最低部位，腹腔内炎症渗出物或脓液易流入其间，而形成盆腔脓肿。输卵管积脓、卵巢积脓、输卵管卵巢脓肿以及由急性盆腔腹膜炎与急性盆腔结缔组织炎所致的脓肿均属盆腔脓肿的范畴

119. 如何诊断盆腔结缔组织炎

盆腔结缔组织炎的诊断

　　急性盆腔结缔组织炎的诊断

　　慢性盆腔结缔组织炎的诊断

盆腔结缔组织炎的诊断	急性盆腔结缔组织炎的诊断	一般是在被感染后的 1 周至半个月时同内出现症状。开始有发热、畏寒、下腹部疼痛呈持续性，疼痛剧烈，触压之痛感更甚，还伴有腰部酸痛、下坠。发病后持续发高热，伴之寒战。炎症迁延到盆腔、腹膜时疼痛可放射至臀部及大腿。妇科检查可发现子宫周围组织，尤其是子宫前方组织水肿，增厚严重并有压痛感，活动受限，下腹部压痛，反跳痛且有腹部肌肉紧张。如果患者病起于子宫全切除手术之后，可以发现阴道断端处有脓性或脓血性渗出物，阴道周围已感染。若已形成脓肿，则可于子宫侧方、后方扣及包块，有压痛。血常规检查：白细胞及中性粒细胞显著增高；血沉增快
	结缔组织炎的诊断的盆腔	患慢性盆腔结缔组织炎时，如果病情较轻，患者可以无明显不适，常见的症状为下腹部时有隐痛或胀痛，性交疼痛。由于可能并发骶髂关节炎，患者可有腰骶部酸痛。妇科检查：宫骶韧带增厚，有触痛，子宫可以偏向盆腔左侧或右侧，活动受限；一侧或双侧宫旁组织增厚，有压痛。病情严重时，由于纤维组织增生，使盆腔结缔组织变硬，子宫可以完全固定不动
结语		盆腔结缔组织炎的诊断应根据发热、腹痛的症状，再结合妇科检查盆腔坚硬，压痛明显，急性者宫体触及不清，慢性者可触及炎性包块，子宫明显移位、固定，形成冰冻骨盆等体征来确诊。化验室检查白细胞总数增加，中性细胞增多，血沉加快

120. 如何诊断生殖器结核

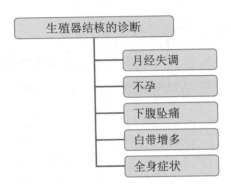

生殖器结核的诊断	月经失调	早期可见月经过多或不规则出血;病程长者可有月经稀少或闭经
	不孕	由于输卵管黏膜遭到破坏与粘连,或黏膜纤毛被破坏,使管腔阻塞或输卵管蠕动受限,导致不孕
	下腹坠痛	下腹坠痛是因盆腔的炎症和粘连,或形成结核性输卵管卵巢脓肿引起的
	白带增多	当合并子宫颈结核时症状明显,白带可呈脓性或血性
	全身症状	①发热,一般为低热,个别患者可达 39℃以上,月经期明显。如每次月经期均有发热,是生殖器结核特有症状。②一般症状,盗汗、疲劳、消瘦、食欲减退等。如有腹水时,可感腹胀
结语		生殖器结核是由结核分枝杆菌引起的女性生殖器炎症,多数患者缺乏明显的症状,阳性体征不多,故诊断时易被忽略。为提高确诊率,应详细询问病史,患者有原发不孕、月经稀少或闭经,未婚女青年有低热、盗汗、盆腔炎性疾病或腹水时,既往有结核病接触史或本人曾患肺结核、胸膜炎肠结核时,均应考虑有生殖器结核的可能

121. 生殖器结核可以做哪些辅助检查

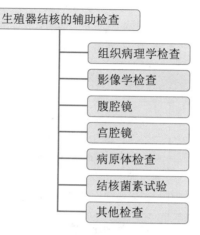

生殖器结核的辅助检查	组织病理学检查	是诊断生殖器结核，尤其是子宫内膜结核的可靠方法。生殖器结核以输卵管结核最常见，而输卵管结核有半数以上累及子宫内膜，因此对怀疑有生殖器结核的患者均应行诊断性刮宫术。病理切片找到典型结核结节即可确诊，但阴性结果并不能完全排除结核的可能，必要时应重复刮宫2～3次。如患者宫腔小且组织坚硬，未能刮出内膜组织，结合病史及临床症状亦应考虑子宫内膜结核，并行进一步检查。其他部位如外阴、阴道、宫颈的病变可直接做活检送病理检查，以明确诊断
	影像学检查	胸腹部 X 线摄片作为常规检查，以利于发现肺部原发病灶。10%～50%患者有肺结核的表现，但有活动性肺结核者很少见。必要时可做消化系统或泌尿系统 X 线检查来寻找原发病灶。盆腔 X 线摄片如发现盆腔孤立钙化灶，提示曾存在盆腔淋巴结核病灶。子宫输卵管碘油造影是诊断生殖器结核的较常用方法，一般于月经干净后3～7 日内进行。临床上有时易将生殖器结核误诊为卵巢肿瘤或炎性包块。CT、MRI 可发现双侧输卵管积水，内膜增厚，盆腔包块内可有肠曲或包裹的输卵管卵巢组织，但由于特异性差，临床较少采用

生殖器结核的辅助检查	腹腔镜	腹腔镜技术是诊断生殖器结核直观、简捷、准确的方法。腹腔镜下生殖器结核病变的特点有：①输卵管肿胀、硬化、迂曲、僵直，表面呈粟粒样结节，可与卵巢及周围组织粘连。②以输卵管为中心形成盆腔广泛粘连。③干酪样坏死等结核特异性病理产物。值得注意的是极少数镜下未见盆腔上述结核性改变但子宫内膜活检为阳性，考虑可能是经淋巴或血循环传播
	宫腔镜	宫腔镜检查对子宫内膜结核的诊断有特殊意义。宫腔镜下典型的子宫内膜结核病变特点为：早期可见子宫角部表浅的黄色溃疡，后期子宫内膜可出现干酪样病变、纤维化及钙化，输卵管子宫口可因病变引起炎性粘连、闭塞、消失。同时取组织做病理检查可提高阳性诊断率
	病原体检查	可取月经血、腹水或刮出的子宫内膜组织（含两侧宫角部位的取材）做结核菌检查
	结核菌素试验	结核菌素试验若为阴性，一般认为未曾有过结核菌感染；若为阳性，提示体内曾有过结核菌感染；若为强阳性，提示目前仍有活动性病灶，但不能明确病变部位
	其他检查	血常规检查显示白细胞计数不高，其中淋巴细胞比例可增高，与化脓性盆腔炎不同；结核活动期血沉增快，且与结核病变活动程度呈正相关；生殖器结核患者血清 CA125 升高可作为参考指标，但缺乏特异性
结语		上述辅助检查对生殖器结核诊断有很大的帮助

122. 非特异性外阴炎如何治疗

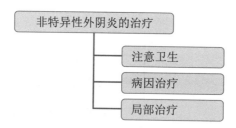

非特异性外阴炎的治疗	注意卫生	治疗非特异性外阴炎，应保持外阴部的清洁、干燥，避免搔抓。停止使用擦洗外阴的药物，不穿化纤的内裤。急性期应注意休息，禁止性生活。平时注意保持外阴部位的清洁干燥，特别是在月经期间更要注意这一点。不穿化纤内裤及牛仔裤
	病因治疗	针对病因进行治疗，如阴道或宫颈发炎，把这些部位的炎症治愈，非特异性外阴炎可随之而愈
	局部治疗	外阴局部可用 1:5000 的高锰酸钾溶液坐浴，每天 2～3 次，特别是大小便以后进行坐浴更好。在炎症部位涂些抗生素软膏或可的松软膏，有很好的治疗作用
结语		治疗非特异性外阴炎最重要的是针对病因治疗保持清洁卫生

123. 细菌性阴道病如何治疗

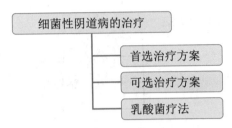

细菌性阴道病的治疗	首选治疗方案	甲硝唑 400mg，每天 2～3 次，连服 7 天；或克林霉素软膏阴道涂布，每次 5g，每晚 1 次，连用 7 天；或 0.75%甲硝唑软膏，每次 5g，每天 2 次，共 7 天。口服与局部用药疗效相似
	可选治疗方案	甲硝唑 2g，单次口服；克林霉素 300mg，每天 2 次，连服 7 天。药物治疗同时可用 1%～3%过氧化氢液冲洗阴道，每天 1 次，共 7 天；或用 1% 乳酸或 0.5%醋酸溶液作阴道冲洗，以恢复正常生理环境，抑制细菌生长
	乳酸菌疗法	乳酸菌疗法与乳酸菌制剂，国外使用乳酸菌疗法，主要用于阴道冲洗和制成栓剂置于阴道内
结语		细菌性阴道病称细菌性是因阴道内有大量不同的细菌，称阴道病是因临床及病理特征无炎症改变并非阴道炎。治疗选用抗厌氧菌，主要有甲硝唑、克林霉素

124. 治疗细菌性阴道病应注意哪些事项

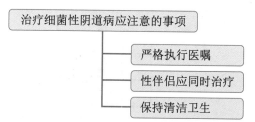

治疗细菌性阴道病应注意的事项	严格执行医嘱	一定要完成医师规定的治疗阴道炎疗程。阴部瘙痒时，勿用力抓搔，勿用热水烫洗，以免烫伤。可用洁尔阴每晚清洗阴部，忌食辛辣厚味，以免化湿生热，忌嗜烟酒
	性伴侣应同时治疗	丈夫或性伴侣应同时进行针对性治疗。丈夫或性伴侣也很可能染上该病，如果不治就会造成患者反复感染，但对性伴侣给予治疗并未能改善治疗效果及降低其复发，因此性伴侣不需常规治疗
	保持清洁卫生	治疗阴道炎期间保持外阴清洁，禁止性交。一定要对毛巾和内裤进行充分消毒，煮沸 15 分钟，而要放在阳光下晒干，平常也应放在通风、干燥的地方。坚持每天换内裤，而且最好穿宽松、棉质的，以保持阴道透气、干燥
结语		治疗细菌性阴道病应严格执行医嘱，同时治疗性伴侣，保持清洁卫生

125. 如何治疗外阴阴道假丝酵母菌病

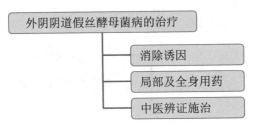

外阴阴道假丝酵母菌病的治疗	消除诱因	若有糖尿病应给予积极治疗，及时停用广谱抗生素、雌激素及皮质类固醇激素
	局部及全身用药	先用 2%苏打水冲洗阴道、外阴，然后用一些栓剂纳入阴道，如克霉唑栓剂、制霉菌素栓剂、凯妮丁、达克宁等，每天 1 次，两周为 1 个疗程，可重复 2~3 个疗程，大多患者可一次治愈，效果非常好。但此病极易复发，对复发难治的可加用：①制霉菌素内服，每次 50 万单位，每日 4 次。②氟康唑，又名大氟康，一般口服 1 次，150mg即可生效。③伊曲康唑，又名斯皮仁诺，一般每次服 100mg，每日 2 次，连服 10 天为 1 个疗程。④特比萘芬（疗霉舒）250mg，每日 1 次口服，连用 7 天
	中医辨证施治	中医内治：中医认为生殖器念珠菌病是由于湿热在体内蕴结，加上外受毒邪所致。湿热是内因，而毒邪是外因，内因、外因相互作用使病情反复。日久湿热之邪必然要伤阴，出现阴伤、湿热阻滞的虚实夹杂的证候。中医治病特别注意不同的证候和不同的体质，给予不同的药物。一般讲，生殖器念珠菌病是以阴痒、白带增多为主要特征的一种疾病，故中医又称本病为带下病、阴痒病，临床上常根据白带的量、色、气味及全身状况予以辨证施治，一般分为湿毒蕴结和肝肾不足两型论治
	结语	外阴阴道假丝酵母菌病是由假丝酵母菌（俗称念珠菌）引起的一种常见外阴阴道炎，治疗方法主要是消除诱因和全身局部治疗

126. 滴虫性阴道炎如何治疗

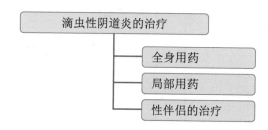

滴虫性阴道炎的治疗	全身用药	初次治疗首选甲硝唑 2g，单次口服；也可选用甲硝唑 400mg，每天 2～3 次，连服 7 天
	局部用药	每天用 0.5% 醋酸或乳酸冲洗阴道 1 次，然后塞药，甲硝唑栓 1 枚，每天 1 次，连用 7～10 天，可用 2～3 个疗程直至检查阴性
	性伴侣的治疗	初次治疗首选甲硝唑 2g，单次口服；也可选用甲硝唑 400mg，每天 2～3 次，连服 7 天
结语		滴虫性阴道炎治疗主要是全身及局部治疗，并且伴侣同治是重要原则

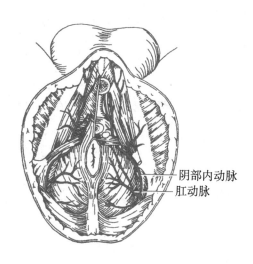

会阴的动脉

127. 治疗滴虫性阴道炎应注意什么事项

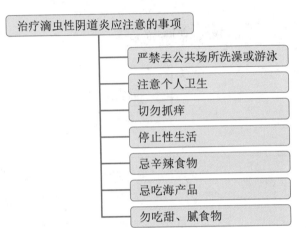

治疗滴虫性阴道炎应注意的事项	严禁去公共场所洗澡或游泳	公共场所（浴池或游泳池）可能会有一些不洁细菌，这会使你感染此病或加重你的症状，而且已患此病的你也不要去公共场所洗澡或游泳，以免将病菌传染给他人
	注意个人卫生	每日清洗外阴，勤换内裤。内裤、毛巾用后煮沸消毒，浴盆可用 1% 乳酸擦洗。最好每天用 0.5% 醋酸或 1% 乳酸冲洗阴道 1 次，然后塞药
	切勿抓痒	有外阴瘙痒等症状时，可用中药外阴洗剂坐浴，切勿抓痒，以免外阴皮肤黏膜破损，继发感染
	停止性生活	治疗期间应停止性生活，性伴侣应同时进行治疗
	忌辛辣食物	如辣椒、胡椒、咖喱等辛辣食物和羊肉、狗肉、桂圆等热性食物要少吃。它们能助火生炎，加重症状。用甲硝唑治疗及停药 24 小时内禁饮酒
	忌吃海产品	虾、蟹、贝等海产品会加重瘙痒
	勿吃甜、腻食物	这些食物会增加白带分泌，从而加重瘙痒
结语		治疗滴虫性阴道炎应注意上述这些事项

128. 老年性阴道炎如何治疗

```
┌─────────────────────────┐
│ 老年性阴道炎的治疗原则 │
└─────────────────────────┘
         │
         ├──┌─────────────┐
         │  │ 抑制细菌生长 │
         │  └─────────────┘
         │
         └──┌─────────────┐
            │ 增加阴道抵抗力 │
            └─────────────┘
```

老年性阴道炎的治疗原则	抑制细菌生长	用 1% 乳酸或 0.5% 醋酸液冲洗阴道，每天 1 次，增加阴道酸度，抑制细菌生长繁殖。阴道冲洗后，应用抗生素如甲硝唑 200mg 或诺氟沙星 100mg，放于阴道深部，每天 1 次，7～10 天为 1 个疗程
	增加阴道抵抗力	针对病因给予雌激素制剂，可局部给药，也可全身给药。己烯雌酚 0.125～0.25mg，每晚放入阴道深部，7 天为 1 个疗程；或 0.5%己烯雌酚软膏；或妊马雌酮软膏局部涂抹，每天 2 次。全身用药可口服尼尔雌醇，首次 4mg，以后每 2～4 周 1 次，每次维持 2～3 个月。对同时需要性激素替代治疗的患者，可每日给予妊马雌酮 0.625mg 和甲羟孕酮 2mg。乳腺癌或子宫内膜癌患者禁用雌激素制剂
结语		老年性阴道炎治疗原则为补充雌激素，增强阴道抵抗力，抑制细菌生长

129. 急性宫颈炎如何治疗

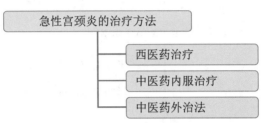

急性宫颈炎的治疗方法	西医药治疗	治疗主要针对病原体。对于单纯急性淋菌性宫颈炎主张大剂量、单次给药，常用药物有第三代头孢菌素、喹诺酮类及大观霉素。治疗衣原体药物有四环素类、红霉素类及喹诺酮类
	中医药内服治疗	（1）湿热下注　带下量多，色黄或夹血丝，质稠如脓，臭秽，阴中灼痛肿胀，小便短黄，舌质红、苔黄腻，脉滑数。 治法：清热利湿止带。 方药：猪苓、土茯苓、赤芍、丹皮、败酱草各15g，栀子、泽泻、车前子（包）、川牛膝各10g，生甘草 6g。 中成药：抗宫炎片。 （2）脾肾两虚　带下量多，色白质稀，有腥味，腰膝酸软，纳呆便溏，小腹坠痛，尿频，舌质淡、苔白滑，脉沉缓。 治法：健脾温肾，化湿止带。 方药：党参、白术、茯苓、生薏苡仁、补骨脂、乌贼骨各15g，巴戟天、芡实各10g，炙甘草6g。 中成药：温经白带丸
	中医药外治法	（1）宫颈敷药法　①蒲公英、地丁、蚤休、黄柏各15g，黄连、黄芩、生甘草各10g，冰片0.4g，儿茶1g。研成细末，敷于宫颈患处，隔天1次。适用于急性宫颈炎。②双料喉风散：先擦去宫颈表面分泌物，再将药粉喷涂于患处，每周2次，10次为1个疗程。适用于急性宫颈炎及宫颈糜烂。③养阴生肌散：清洁宫颈，将药粉喷涂于患处，每周2次，10次为1个疗程，适用于宫颈糜烂。 （2）阴道灌洗法　野菊花、苍术、苦参、艾叶、蛇床子各15g，百部、黄柏各10g。浓煎20ml，进行阴道灌洗，每天1次，10次为1个疗程。适用于急性宫颈炎
	结语	急性宫颈炎的治疗主要有中西医两种方法

130. 治疗急性宫颈炎应注意哪些事项

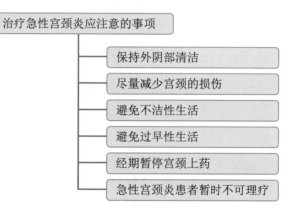

	保持外阴部清洁	注意外阴及阴道卫生，特别是经期及性生活的卫生
治疗急性宫颈炎应注意的事项	尽量减少宫颈的损伤	尽量减少人工流产及其他妇科手术对宫颈的损伤。在分娩、流产、宫颈物理治疗术后应预防感染，短期内应避免性生活
	避免不洁性生活	避免不洁性生活，不洁性生活易带入各种病原体，而诱发宫颈炎甚至宫颈癌。宫颈炎及宫颈癌多发生于已婚妇女，发生于未婚者极少，说明它与性生活关系密切
	避免过早性生活	青春期宫颈的鳞状上皮尚未发育成熟，过早性生活容易使鳞状细胞脱落而造成宫颈炎
	经期暂停宫颈上药	经期暂停宫颈上药治疗
	急性宫颈炎患者暂时不可理疗	急性宫颈炎患者暂时不可用微波、电灼等治疗，以免炎症扩散
结语	急性宫颈炎不仅要积极治疗还要注意以上这些事项	

131. 慢性宫颈炎的物理疗法有哪些

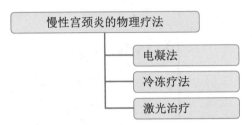

慢性宫颈炎的物理疗法	电凝法	以往采用辐射线状电烙法，愈合时间较久（6~8周），目前多改用电凝法，将整个糜烂面熨平，故又称电熨。电熨后创面喷洒呋喃西林粉或涂以金霉素甘油
	冷冻疗法	系一种超低温治疗，制冷源为液氮，温度为-196℃。治疗时根据糜烂情况选择适当探头。为提高疗效可采用冻-溶-冻法，即冷冻1分钟，复温3分钟，再冷冻1分钟。其优点是操作简单，术后很少发生出血及颈管狭窄。缺点是术后阴道排液多
	激光治疗	是一种高温治疗，温度可达700℃以上。主要使糜烂组织炭化结痂，待痂脱落后，创面为新生的鳞状上皮覆盖。治疗宫颈糜烂一般采用二氧化碳激光器，波长为10.6μm的红外光。治疗前的准备同电熨术。其优点除热效应外，还有压力、光化学及电磁场效应，因而在治疗上有消炎（刺激机体产生较强的防御免疫功能）、止痛（使组织水肿消退，减少对神经末梢的化学性与机械性刺激）及促进组织修复（增强上皮细胞的合成代谢作用，促进上皮增生，加速创面修复），故治疗时间短，治愈率高
结语		慢性宫颈炎以局部治疗为主，根据病变特点采用不同的治疗方法。宫颈糜烂以物理治疗为主，物理疗法是目前治疗子宫颈糜烂疗效较好、疗程最短的方法，也适用于糜烂面较大和炎症浸润较深的病例。一般只需治疗1次即可治愈

132. 慢性宫颈炎的药物疗法有哪些

```
慢性宫颈炎的药物疗法
    ├─ 局部阴道灌洗及局部上药
    └─ 中医治疗慢性宫颈炎
```

慢性宫颈炎的药物疗法	局部阴道灌洗及局部上药	为最常用的治疗方法。灌洗可用 1:5000 过锰酸钾溶液，1:1000 新洁尔灭溶液，1%醋酸溶液或 0.5%～1% 乳酸溶液。轻度表浅者可用棉签蘸 5%～10%碘酊或 5%～10%硝酸银溶液局部腐蚀糜烂面，一周 1 次，能促进糜烂面痊愈。但应用时须注意避免药液漏到病变区域以外的正常黏膜上。涂硝酸银后，随即用生理盐水棉球轻轻蘸擦，此方现已少用。局部应用氯考片（氯霉素 250mg 与泼尼松 5mg 制成片），每晚或隔晚放于阴道深部，连用 10 次为 1 疗程，其效果与一般消毒药剂灌洗不相上下，可根据情况选用
	中医治疗慢性宫颈炎	是采取内、外治疗相结合的方法。内治即辨证分型论治，外治包括局部上药、熏洗及阴道冲洗等 1. 内治法 （1）脾虚型 治以益气健脾，除湿止带。方用完带汤 处方：白术 30g、山药 30g、人参 6g、白芍 15g、苍术 10g、甘草 3g、陈皮 2g、黑荠穗 2g、柴胡 2g、车前子（包）10g，若带下绵绵不断者，加金樱子 15g、芡实 10g、龙骨 15g 以固涩止带；若伴有小腹冷痛，加艾叶 10g、乌药 10g 以温经散寒 （2）肾虚型 ①肾阳虚型：治以温补肾阳，固涩止带。方用右归丸加减。处方：熟地 10g、鹿角胶 10g、菟丝子 10g、杜仲 10g、肉桂 6g、制附子 10g、补骨脂 10g、黄芪 10g。若大便溏薄者，可在上方中加肉豆蔻 15g 以温肾止泻。②肾阴虚型：治以滋补肾阳，清热止带。方用知柏地黄汤。处方：熟地 12g、山萸肉 10g、山药 10g、泽泻 10g、茯苓 12g、丹皮 10g、知母 10g、黄柏 10g、枸杞子 12g，若带下量多，加芡实 15g、乌贼骨 10g 固涩止带

慢性宫颈炎的药物疗法	中医治疗慢性宫颈炎	（3）湿热型　治以清热利湿止带。方用易黄汤加味。处方：山药18g、芡实10g、黄柏10g、车前子（包）10g、白果10g、丹皮10g、茵陈10g、牛膝6g。若有脾虚者，加黄芪30g、炒白术10g以健脾益气。 2. 外治法 （1）局部上药法　处方：①墓头回60g、连翘60g、枯矾30g，将上药共研成细粉备用。用时将阴道分泌物擦净，将药粉约1g放在消毒棉球上，送入阴道，紧贴宫颈，一般3天上药1次，3次为1疗程。②金银花甘草等量，将药物研成细粉备用。用时先清洁阴道分泌物。用消毒棉团蘸药粉，塞入阴道，第2天取出，连用7次为1个疗程。此外，也有将西瓜霜或双料喉风散等喷涂于宫颈，治疗慢性宫颈炎。 （2）熏洗法　处方：野菊花、紫花、地丁、半枝莲、丝瓜络各30g，将几味药同煎，熏洗阴部，每日1次，7日为1个疗程。本方具有清热解毒、利湿止带的功效，可用于湿热型子宫颈炎。 （3）阴道冲洗法　处方：刘寄奴、蒲公英各60g，败酱草、山菇、黄柏、苦参、金银花各30g，白花蛇舌草100g，将上药加水煎取1000ml，放入冲洗瓶内，药液温度降至20～30℃时，让患者取膀胱截石位，用扩阴器扩开阴道，冲洗宫颈，每天1次。本方具有清热解毒，利湿止带作用
结语		慢性子宫颈炎的药物治疗方法繁多，常用有以上几种

133. 前庭大腺脓肿如何治疗？

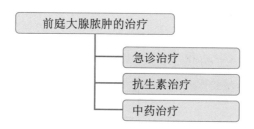

前庭大腺脓肿的治疗	急诊治疗	局麻下穿刺引流，患者取截石位，为使患者感到舒适，可使用镇痛剂，具体有以下几种方法： ①单纯穿刺引流法 ②Word 导管法 ③造口术
	抗生素治疗	前庭大腺炎症急性发作，脓肿尚未形成时需卧床休息，减少摩擦，可取前庭大腺开口处的分泌物作细菌培养，根据病原体及药物敏感情况，选用合适的抗生素静脉点滴及口服，如先锋霉素类、青霉素、庆大霉素、头孢曲松钠等抗生素，或碘胺类药物。常规穿刺引流后，抗生素的使用并非必需，如形成蜂窝织炎或患者免疫力受损，需使用广谱抗生素，如可能有性传播疾病，建议使用抗生素
	中药治疗	口服：龙胆草 15g、柴胡 10g、桔梗 10g、栀子 15g、黄芩 10g、车前子 15g（单包）、皂角刺 10g、生地 15g、连翘 15g、大黄 6g、川楝子 15g，水煎，早晚各 1 次温服。 坐浴：①食盐 50 g，加入 200ml 40℃温开水中，坐浴，每日 1 次，每次 10～15 分钟，10 日为 1 个疗程。②蒲公英、紫花地丁、金银花、连翘、玄参等水煎坐浴，每日 1～2 次，每次 10～15 分钟
结语		前庭大腺导管由于慢性炎症刺激而阻塞后可引起腺体囊性扩张。在急性炎症感染时脓液被吸收后也可形成囊肿，需要及时治疗

134. 急性子宫内膜炎和子宫肌炎有哪些中医治疗方法

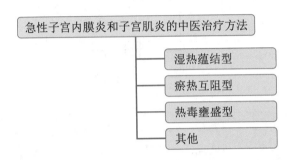

急性子宫内膜炎和子宫肌炎的中医治疗方法	湿热蕴结型	治以清热利湿，活血止痛。方用四妙丸合解毒活血汤加减。处方：苍术 10g、黄柏 10g、牛膝 10g、连翘 15g、赤芍 12g、丹皮 12g、生薏苡仁 15g、桃仁 10g、丹参 20g、柴胡 10g、红藤 15g、生甘草 10g。 若伴有乏力，舌体胖大、边有齿痕等气虚之象，可加太子参 15g、炒白术 12g、云苓 15g 以益气健脾利湿；若经血淋漓不断，或产后恶露量多，加用益母草 20g、三七粉 3 g（冲服）、蒲黄炭 10g 以化瘀止血；若腹痛甚，加木香 6g、延胡索 10g、川楝子 10g 以行气止痛；腰骶酸痛明显者，可加川续断 20g 补肾强腰
	瘀热互阻型	治以活血化瘀，清热解毒。方用少腹逐瘀汤加减。处方：当归 12g、川芎 6g、蒲黄 10g、五灵脂 10g、延胡索 10g、川楝子 10g、丹皮 10g、赤芍 10g、蒲公英 10g、败酱草 10g、生甘草 10g。 腹痛甚者，加乳香、没药各 10g 以活血化瘀止痛；若带下量多，可加黄柏 10g，车前子（包）10g 以清热利湿止带；大便秘结者，加枳实 6g，大黄 6g 以泻下通便；若恶露不绝或经血淋漓不止，加益母草 20g 化瘀止血

急性子宫内膜炎和子宫肌炎的中医治疗方法	热毒壅盛型	治以清热解毒，活血化瘀。方用五味消毒饮加味。处方：金银花 15g、野菊花 12g、蒲公英 12g、紫花地丁 15g、天葵子 9g、生地 12g。丹皮 12g、赤芍 12g、生甘草 10g。 若高热不退，口渴喜饮，可加生石膏 30g、知母 12g、天花粉 15g 以清热养阴；若小腹痛甚，加用蒲黄 10g、五灵脂 10g 以活血化瘀止痛；若患者倦怠嗜睡，少气懒言，加用西洋参 15g、麦冬 12g 以益气养阴；若带下量多，可加黄柏 10g、车前子（包）20g 以清热利湿
	其他	此外，中药灌肠可取得很好的疗效。方用：红藤 30g、败酱草 30g。蒲公英 30g、三棱 10g、莪术 10g、延胡索 15g，将上方浓煎成 100ml，保留灌肠。每天 1～2 次，10 次为 1 个疗程。 饮食疗法是中医学中的重要组成部分，作为某些疾病的辅助疗法，可起到协同作用。下面介绍两个食疗方。 ①败酱野菊粥：败酱草 15g、野菊花 10g、粳米 50g，将败酱草、野菊花加水煎煮，去掉药渣后放入粳米煮粥，熟后放入适量的糖。每天可分 2 次服用。本方具有清热利湿解毒的功效。 ②佛手玫瑰花煎（《百病家庭饮食疗法大全》）：佛手 12g、玫瑰花 10g、败酱草 20g，将上 3 味放入砂锅内用水煎至 300ml，分 2 次口服。本方具有活血化瘀，清热解毒的功效
结语		中医治疗本病采取辨证论治的方法。中医认为本病多发生在产后，患者气血亏虚，故虽然病属热证，也不能过于攻伐，应视患者情况在克伐邪气的同时，加用益气补血之品

135. 治疗急性子宫内膜炎和子宫肌炎应注意哪些事项

治疗急性子宫内膜炎和子宫肌炎应注意的事项

　　除去明显的诱因

　　选择高效的抗生素

治疗急性子宫内膜炎和子宫肌炎应注意的事项	除去明显的诱因	治疗时除主要应用抗生素外，尚须除去明显的诱因，如取出宫内避孕器，清除子宫腔残留的胎盘组织、子宫内膜息肉等，有子宫黏膜下肌瘤或子宫内膜癌时则应根据情况做相应处理。有子宫腔积脓者应予扩张宫颈口，促使脓液引流。待炎症控制后做诊断刮宫，排除早期子宫癌，以免将早期癌误认为炎症而延误治疗
	选择高效的抗生素	治疗急性子宫内膜炎时常规要做细菌培养加药物敏感试验，以选择高效的抗生素。细菌培养如为需氧菌，选用对细菌敏感性最强的抗生素治疗；如果培养结果为厌氧菌，选用甲硝唑等抗厌氧菌药物比较适宜。在试验结果未得出之前或无条件进行试验者，可选用广谱抗生素如先锋霉素类、青霉素、庆大霉素、头孢曲松钠等抗生素。如果急性子宫内膜炎发生在产后或流产后，要考虑宫腔内是否还有胎盘、胎膜残留。若宫腔内仍有残留组织，则应在控制感染 48～72 小时后将其取出，并待病情稳定后彻底清宫，术后给予催产素 10 单位肌内注射，并口服益母草膏或生化汤，以促进子宫收缩，抗生素仍继续应用
结语		治疗急性子宫内膜炎和子宫肌炎时应除去明显的诱因、选择高效的抗生素，这样才能取得良好疗效

136. 怎样治疗慢性子宫内膜炎和子宫肌炎

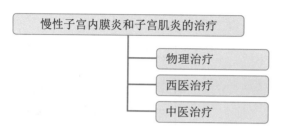

慢性子宫内膜炎和子宫肌炎的治疗	物理治疗	慢性子宫内膜炎有时也可考虑做物理治疗。包括电熨、冷冻疗法、激光治疗等
	西医治疗	方法主要是去除病因。如因胎盘或胎膜残留引起的，可经刮宫祛除病灶；如因子宫内膜息肉或黏膜下肌瘤引起，应手术切除息肉及肌瘤；如果是带环引起的，则应及时取环；老年人发生慢性子宫内膜炎时应行诊断性刮宫术，并扩张宫颈口，以便引流通畅。治疗同时，配合口服抗生素以防重复感染
	中医治疗	以分型论治为主，具体方法如下： ①湿热内阻型：治以清热利湿兼活血化瘀。方用四妙丸（《成方便读》）合桃仁红花煎（《素庵医案》）加减。处方：黄柏10g、生薏苡仁20g、苍术10g、牛膝10g、桃仁10g、红花10g、赤芍10g、当归12g、川芎10g、败酱草12g、红藤12g、生甘草10g若月经淋漓不断，色红，可加益母草10g、茜草15g、侧柏叶12g活血化瘀，凉血止血；带下量多色黄者，加车前子（包煎）20g、泽泻15g以清利湿热。 ②瘀血阻滞型：治以活血化瘀，行气止痛。方用血府逐瘀汤（《医林改错》）加减。处方：当归10g、川芎10g、桃仁10g、红花6g、赤芍12g、柴胡10g、川牛膝12g、枳壳10g、生地12g；若小腹疼痛明显，加蒲黄10g、五灵脂10g、香附10g以活血行气止痛。 ③阴虚内热型：治以滋阴清热。方用知柏地黄丸（《医宗金鉴》）加减。处方：知母10g、黄柏10g、生地10g、山药10g、山萸肉10g、丹皮10g、泽泻10g、茯苓12g、女贞子12g、旱莲草10g，若白带色黄臭秽，则加败酱草12g、生薏苡仁15g、车前子15g以清热利湿止带；若心烦急躁，则加炒山栀12g、郁金10g、柴胡10g以疏肝理气并清热
结语		子宫内膜炎虽不是什么大病，但如果在患病后没有得到及时有效的治疗，对女性的危害是非常大的，所以在平时一定要引起重视，尽早治疗，避免危害的发生

137. 怎样治疗急性输卵管卵巢炎

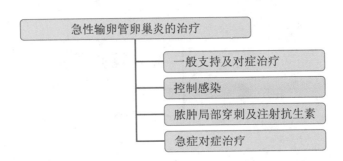

	一般支持及对症治疗	绝对卧床，半卧位以利引流排液，并有助于炎症局限。多进水及高热量易消化的半流质饮食。高热者应补液，防止脱水及电解质紊乱。纠正便秘，服用中药，如番泻叶，或用生理盐水或温生理盐水灌肠。疼痛不安者可给镇静剂及止痛剂。急性期腹膜刺激症状严重者，可用冰袋或热水袋敷疼痛部位（冷或热敷以患者感觉舒适为准）。6～7 天后经妇科检查及白细胞总数、血沉的化验证实病情已稳定，可改用红外线或短波透热电疗
急性输卵管卵巢炎的治疗	控制感染	可参考宫腔排出液的涂片检查或细菌培养与药敏结果，选用适当抗生素。由于此种炎症多系混合感染，而在我国致病菌大多为大肠埃希菌及类杆菌属，尤其是脆弱类杆菌，而淋菌或衣原体感染均较少见，故可选用庆大霉素 8 万单位，每天 2～3 次肌内注射，或 24 万单位静脉滴注，如甲硝唑 0.4g 日服 3 次。庆大霉素对抗大肠埃希菌效果较好，而甲硝唑对厌氧菌有特效，且毒性小，杀菌力强，价廉，因而已被广泛应用。严重者可静脉点滴广谱抗生素如头孢菌素、阿米卡星、氯霉素等。治疗必须彻底，抗生素的剂量和应用时间一定要适当，剂量不足只能导致抗药菌株的产生及病灶的继续存在，演变成慢性疾患。有效治疗的标志是症状、体征逐渐好转，一般在 48～72 小时内可看出，所以不要轻易改换抗生素。严重感染除应用抗生素外，时常采用肾上腺皮质激素。肾上腺皮质激素能减少间质性炎症反应，使病灶中抗生素浓度增高，充分发挥其抗菌作用，并有解热抗毒作用，因而可使退热迅

急性输卵管卵巢炎的治疗	控制感染	速，炎症病灶吸收快，特别对抗生素反应不强的病例效果更好。静脉滴注地塞米松 5～10mg 溶于 5%葡萄糖溶液 500ml，一天 1 次，病情稍稳定改为每天口服泼尼松 30～60mg 并渐减量至每日 10mg，持续 1 周。肾上腺皮质激素停用后，抗生素仍需继续应用 4～5 天
	脓肿局部穿刺及注射抗生素	脓肿形成后，全身应用抗生素效果不够理想。如输卵管卵巢脓肿贴近后穹窿，阴道检查后穹窿饱满且有波动感，应行后穹窿穿刺，证实为脓肿后，可经后穹窿切开排脓，放置橡皮管引流；或先吸净内容物，然后通过同一穿刺针注入青霉素 80 万单位加庆大霉素 16 万单位（溶于生理盐水中）。如脓液黏稠不易抽出，可用含抗生素的生理盐水稀释，使逐渐变成血性血清样物后易被吸出。一般经 2～3 次治疗，脓肿即可消失
	急症对症治疗	如盆腔脓肿穿孔破入腹腔，往往同时有全身情况的变化，应立即输液、输血，矫正电解质紊乱，纠正休克，包括静脉滴注抗生素和地塞米松等药物。在纠正一般情况的同时应尽速剖腹探查，清除脓液，尽可能切除脓肿。术毕，下腹两侧放置硅胶管引流。术后应用胃肠减压及静脉滴注广谱抗生素，继续纠正脱水及电解质紊乱，输血，以提高身体抵抗力
结语		患了急性输卵管卵巢炎的后果，较为严重，因就诊治疗不及时，迁延时久，更难治愈，对女性的身心健康造成极大的危害

138. 怎样治疗慢性输卵管卵巢炎

慢性输卵管卵巢炎的治疗
- 西医治疗方法
- 中医治疗方法

慢性输卵管卵巢炎的治疗	西医治疗方法	（1）抗生素治疗　对于症状明显的患者首先应选用抗生素来治疗。抗生素可将残留的致病菌杀死，并可预防其急性发作。常用的药物仍为先锋霉素类、青霉素类、庆大霉素、甲硝唑等，用法与急性输卵管卵巢炎、盆腔腹膜炎相同。 （2）组织疗法　如胎盘组织液、胎盘球蛋白，肌内注射，每天或隔天1次，15次为1个疗程。 （3）物理疗法　温热的良性刺激可以促进盆腔的血液循环，改善局部组织的营养状态，以利于炎症的吸收和消退。常用的物理治疗有短波、超短波、红外线、音频、离子透入等。但体温超过 37.5℃或患生殖器结核时则不要采用理疗。 （4）其他药物治疗　对因慢性输卵管炎造成的输卵管阻塞，可行宫腔注射。选用庆大霉素 16 万单位、α-糜蛋白酶 5mg、地塞米松 5mg，以 20ml 生理盐水稀释，严格消毒外阴、阴道、宫颈后行宫腔注入，从月经干净后 3 天开始，隔 2 天注射 1 次，至排卵期前结束，可连续治疗 3 个周期。 （5）手术治疗　因炎症引起的较大的输卵管积水或输卵管卵巢囊肿，可行手术治疗。对于输卵管阻塞造成不孕者，可行输卵管整复手术。对反复急性发作的慢性输卵管卵巢炎、盆腔腹膜炎，经药物治疗效果不理想，患者深感痛苦，且年龄较大时，也可以考虑手术治疗
	中医治疗方法	中医治疗本病时应分清寒热虚实的不同，辨证论治。 （1）湿热下注型　治以清热利湿。方用止带方加减。处方：黄柏 10g、牛膝 10g、猪苓 12g、车前子（包）12g、泽泻 6g、赤芍 12g、丹皮 10g、茵陈 6g、苍术 10g。若腹痛明显，加用延胡索 10g、川楝子 10g，以行气止痛；若纳差便溏可改苍术为炒白术 10g，加云苓 18g、生薏苡仁 20g 以健脾祛湿 （2）瘀热互结型　治以活血化瘀，清热解毒。方用当归延胡索汤。处方：当归 15g、延胡索 15g、败酱草 20g、酒大黄 15g、

慢性输卵管卵巢炎的治疗	中医治疗方法	赤芍 15g、香附 12g、桃仁 15g，水煎服。若小腹刺痛明显，加用乳香 10g、没药 10g 以化瘀止血；小腹胀痛明显者，加用川楝子 10g、枳壳 10g 以行气止痛；若经量少，色暗有块，加用益母草 20g 活血化瘀。若白带量多、色黄，加用茵陈 15g，泽泻 12g 以清利湿热 （3）寒湿凝滞型　治以温阳散寒，活血祛湿。方用少腹逐瘀汤。处方：小茴香 9g、干姜 6g、当归 12g、川芎 9g、桂枝 9g、赤芍 12g、没药 10g、艾叶 10g、苍术 10g、白术 10g、云苓 15g、泽兰 10g、红藤 10g，水煎服。若带下量多，色白质稀，加用肉豆蔻 10g、白果 10g 以温肾止带。若腰酸痛明显，加杜仲 10g、川续断 20g 以益肾强腰 以上方药口服后，剩余药渣可放入布袋敷于下腹部，每次热敷 20～30 分钟 （4）中药肛门点滴　对治疗本病可取得很好的疗效。处方：赤芍 20g、红藤 20g、败酱草 20g、蒲公英 20g、夏枯草 15g、丹参 20g。上方浓煎 100ml，肛门点滴，每天 1～2 次，15 次为 1 个疗程。用于湿热下注或瘀热互结型患者 若有包块形成，可加三棱 20g、莪术 15g 以化瘀消聚；有气虚之象时，加黄芪 30g 以益气健脾；若小腹冷痛，可去败酱草、蒲公英，加用细辛 10g、桂枝 10g 温经散寒 （5）食疗方　①茯苓车前粥：茯苓 15g、车前子 10g、大米 100g 红糖适量。将前 2 味放入纱布包内与大米同时煎煮，粥熟后去药包，放入适量红糖服用。本方具有健脾益气，祛湿之功；②柴胡 10g、生山楂 15g、当归 10g、白糖适量。将前 3 味同时放入锅内煎煮，去渣取汁，服用时调入适量白糖，每天 2 次。本方具有理气活血的作用
结语		慢性输卵管卵巢炎虽不像急性那样症状明显甚至可以危及生命，但病情顽固，难以根治，严重影响着患者的身心健康，给患者生活、工作带来诸多不便，所以应积极治疗，以解除患者的痛苦。宜采用中西医结合方法进行治疗

139. 用抗生素治疗盆腔脓肿应注意什么

```
用抗生素治疗盆腔脓肿应注意的事项
    ├── 选择合适种类抗生素
    └── 治疗范围
```

用抗生素治疗盆腔脓肿应注意的事项	选择合适种类抗生素	选用的药物应对厌氧菌（尤其是脆弱类杆菌）有效，而且最好是广谱药。目前常用于治疗盆腔脓肿的药物是氯林可霉素、甲硝唑以及第三代的头孢菌素，如噻吩甲氧头孢菌素等。厌氧菌对组织的破坏力甚大，使局部血循环受到损害以致药物很难达到病灶处。但有人发现氯林可霉素在脓肿内可达到较高的浓度，这是由于多核白细胞可以将此药带入脓肿中，从而使其发挥有效的作用
	治疗范围	药物的应用一般仅限于治疗较早期的输卵管卵巢脓肿。所谓治疗有效是指症状消失或缓解，体温降至正常、包块缩小且触痛已不明显。据报道药物治疗的有效率可达 70% 左右。单纯使用药物治疗盆腔脓肿是否可达到根治目的，即包块完全消失，脓肿不再复发，则尚无定论
结语		长期以来对盆腔脓肿的治疗主要依靠切开引流或将脓肿切除。由于广谱抗生素的不断出现，应用抗生素已成为另一种对某些盆腔脓肿的有效防治措施

140. 盆腔脓肿手术治疗方法有哪些

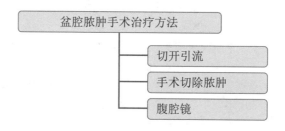

盆腔脓肿手术治疗方法	切开引流	对位置已达盆底的脓肿，常采用后穹窿切开引流方法予以治疗。脓液大量引流后，患者的症状可以迅速缓解。有人主张将后穹窿切开后可放入较粗的橡皮管，上端直达脓腔，下端留在阴道内，但如切口较大引流通畅，则不必加用橡皮管。亦有人主张用空针接注射器向脓腔内注入抗生素，反复吸、注亦可达到引流的作用。在应用引流法的同时可加用抗生素口服或肌内注射。 此种方法对治疗急性盆腔结缔组织炎所致的脓肿，尤其是对子宫切除术后所形成的脓肿，效果较好，一旦脓液全部引流，患者即可达到治愈的目的。如系腹腔内的脓肿，则引流只能达到暂缓解症状的目的，常需在以后剖腹探查将病灶切除，其时盆腔组织的急性炎症阶段已过，手术可以比较安全易行
	手术切除脓肿	不少人认为除可以很容易经阴道引流的盆腔脓肿外，其他各类腹膜腔内的脓肿，包括输卵管积脓、卵巢脓肿以及输卵管卵巢脓肿等，进行手术切除是最迅速而有效的治疗方法。患者入院经48～72小时的抗生素治疗后即可进行手术。手术范围应根据患者情况而定，患者年轻、尚无子女者，应仅切除患侧的子宫附件，如对侧附件外观尚可，应予保留，使患者有生育的机会。如患者已有子女，且年龄较大，则应作双侧附件及全子宫切除术，使不再复发。如术时发现双侧附件均已严重破坏，则不论患者年龄大小均宜将双侧附件及全子宫切除。年轻者术后可用雌激素治疗以减轻人工闭经障碍。采用此种方法除可以迅速取得疗效外，尚可避免脓肿破裂所引起的严重后果。但即使在术前采用抗生素治疗2～3天，手术时仍应注意操作轻柔，避免伤及肠道，或使脓液大量溢至腹腔内

分腔脓肿手术治疗方法	腹腔镜	近几年，随着腹腔镜技术的不断发展和进步，腹腔镜下探查使早期诊断和鉴别诊断盆腔脓肿成为可能，而且一经确诊即可在腹腔镜下直接行盆腔粘连松解术、盆腔脓肿清扫术、输卵管卵巢积脓引流及切除术，并可在盆腔局部应用抗生素和抗粘连药物，从而改善治疗进程和结局。特别是对于年轻有生育要求的妇女，为了保留输卵管的功能，腹腔镜下可进行盆腔粘连松解术、输卵管积脓的引流、病灶清除、盆腔冲洗等操作后，再合理应用抗生素是非常有效的
结语		在药物治疗的过程中必须随时警惕脓肿破裂的可能，如脓肿突然发生自然性破裂，脓液大量溢入腹腔中，可以危及生命，此时必须立即进行手术治疗。如经药物治疗，虽取得疗效，但所遗留的包块尚大时，常常也需再用手术将病灶切除

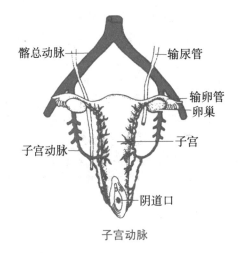

子宫动脉

141. 盆腔结缔组织炎的西医治疗方法有哪些

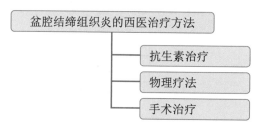

盆腔结缔组织炎的西医治疗方法	抗生素治疗	由于引起急性盆腔结缔组织炎的致病菌多为需氧菌和反氧菌，因此可选用甲硝唑和头孢三代抗生素联合用药。如果经足量抗生素治疗患者症状仍无明显改善，在换药的同时应考虑是否有盆腔脓肿形成，应进一步检查
	物理疗法	物理疗法为辅助疗法之一。常用的有频谱治疗、超短波治疗、中波透热疗法、场效应治疗仪、微波治疗、直流电药物导入法等。物理疗法的治疗原理，主要是改善盆腔的局部血液循环，促使炎症逐渐吸收，是逐步收到成效的，故需长期坚持才能见到明显的治疗效果
	手术治疗	盆腔结缔组织炎一般以中西医结合，保守治疗为主，若盆腔已有脓肿或保留治疗无效，可进行手术治疗，手术能从阴道进行的，尽量不作剖腹手术，直行较为保守性手术，如引流及冲洗
结语		患急性盆腔结缔组织炎时应以选用高效抗生素抗炎治疗为主，用药要及时、足量。可以配合清热解毒、活血祛湿的中药口服，以缓解症状，促进痊愈

142. 盆腔结缔组织炎的中药外治方法有哪些

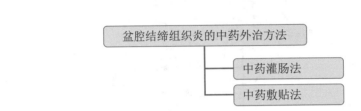

盆腔结缔组织炎的中药外治方法	中药灌肠法	（1）芡实15g、延胡索10g、茯苓 15g、旱莲草10g、当归20g、香附15g、丹参15g、枳壳 10g、白术15g、桃仁10g、川芎15g、白芍10g、败酱草 10g。本方具有理气疏肝、化瘀活血的功效。用法：以上各味，加水 800ml，用砂罐以大火煮开，再用小火煎熬成浓汁约 120ml，用纱布滤除药渣，再沉淀取汁，做保留灌肠用。使用前加热至 28～30℃，每晚临睡时，排空灌肠，保留4～8 小时，10 天为 1 个疗程。 （2）红藤30g、败酱草30g、蒲公英30g、鸭跖草30g、紫花地丁30g、金银花 30g、桃仁15g。本方具有活血清热、化瘀解毒的功效。用法：将以上药物加水熬煎二道取浓汁，然后将一、二遍药液混合，浓煎为100ml，过滤后加0.25mg普鲁卡因（亦可加链霉素0.5～1g）。保持药温在30～36℃之间，作保留灌肠。每天 1 次，排空后灌肠，30 分钟内灌完，保留4～6 小时，10 次为 1 个疗程
	中药敷贴法	（1）大枫子仁25g、木鳖子仁 20g、铜绿15g、白矾20g。本验方具有软化吸收功效。将以上各味去杂，挑拣干净，用绞磨机磨成细粒，再共研细末，加入大枣（去核）50g，凡士林适量，共同搅拌成药泥，敷于腹部患处。 （2）大青盐 500g。用铁锅将大青盐炒热至发烫（40～50℃），装入纱布包，放置于下腹部，每次热敷 30 分钟，敷时温度降低可反复加热。每天 1～2 次。本方具有温经散寒、消滞止痛的功效
	结语	中药外治有多种治疗方法。例如：透皮疗法、阴道蒸气法、灌洗法、敷贴穴位法、中药肌内注射法、中药灌肠法、离子导入法等，上面介绍的中药灌肠法和中药敷贴疗法是应用较为普遍的中药外治疗法

143. 生殖器结核的西医治疗方法有哪些

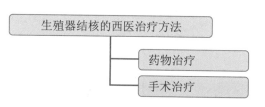

生殖器结核的西医治疗方法	药物治疗	常用的药物有利福平、异烟肼、链霉素、吡嗪酰胺、乙胺丁醇。目前常采用联合用药的方式。各药的常用剂量为：异烟肼，10～20mg/（kg·d），每日总量不超过300mg；利福平，10～20mg/（kg·d），每日总量不超过600mg；链霉素，每日0.5～1g；吡嗪酰胺，20～40mg/（kg·d）；乙胺丁醇，15～25mg/（kg·d）。具体用药方案如下： （1）利福平、异烟肼、链霉素三药合用。两个月后改为利福平、异烟肼两药合用，共用9个月为1个疗程。 （2）利福平、异烟肼、链霉素、吡嗪酰胺四药合用，两个月后停用链霉素，其他三种药改为每周2次，共用6～9个月。 （3）如因副作用不能用利福平时，改用异烟肼、链霉素、乙胺丁醇三药合用，两个月后停用链霉素，其他两药继续用16个月。 （4）如因副作用不能用异烟肼时，可用利福平和乙胺丁醇，共18个月。 （5）如因故不能用链霉素时，可用异烟肼，每天300mg，共用1年；利福平，450mg/d，用半年；乙胺丁醇，750mg/d，用6～9个月。 用药期间应注意：每100mg异烟肼应加服维生素$B_6$10mg，以防周围神经炎；定期复查肝功能、血胆红质、血小板、白细胞总数及分类；异烟肼每个疗程用量不得超过150g，链霉素为60～90g
	手术治疗	对于输卵管、卵巢已形成较大包块者，输卵管积脓、卵巢脓肿者，有较大的包裹性积液，月经血细菌培养持续阳性，月经过多久治不愈，或经药物治疗无效的患者，均应考虑手术
结语		生殖器结核不论轻重，都应积极进行治疗。西医治疗可分为药物治疗和手术治疗两大类。在治疗的同时，应注意增加营养，以增强机体的抵抗力和免疫力

144. 生殖器结核的中医治疗方法有哪些

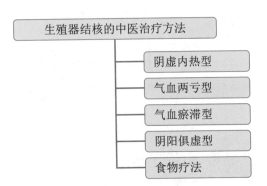

生殖器结核的中医治疗方法	阴虚内热型	治以滋阴清热。方用黄芪鳖甲散（《卫生宝鉴》）。处方：黄芪 15g、鳖甲 15g、天冬 10g、地骨皮 10g、秦艽 10g、人参 10g、半夏 10g、茯苓 10g、紫菀 10g、知母 15g、生地 10g、白芍 10g、桑白皮 10g、肉桂 6g、桔梗 10g、柴胡 6g、甘草 6g。若盗汗明显，加五味子 10g、浮小麦 30g 以滋阴敛汗；若月经量多，漏下不止者，加旱莲草 15g、茜草根 15g 以凉血止血
	气血两亏型	治以益气养血。方用人参养荣汤（《和剂局方》）。处方：白芍 90g、当归、陈皮、黄芪、人参、白术、桂心、炙甘草各 30g、熟地、五味子、茯苓各 22.5g、远志 15g、生姜 3 片、大枣 2 枚，若经量过少可加鸡血藤 30g、丹参 20g 以养血调经
	气血瘀滞型	治以理气活血。方用活血软坚汤（《实用男女病性病临床手册》）。处方：丹参 15g、当归 10g、桂枝 6g、延胡索 10g、香附 10g、枳壳 12g、五灵脂 12g、地鳖虫 10g、红花 10g、皂刺 10g、龟甲 15g、炙鳖甲 15g、夏枯草 15g。若有包块者，加三棱 10g、莪术 10g 以破瘀消肿；若小腹疼痛明显者，加金银花 10g、鱼腥草 10g 以解毒杀虫
	阴阳俱虚型	治以阴阳双补。方用左归丸化裁（《现代中西医妇科学》）。处方：生地 15g、熟地 15g、枸杞子 15g、山药 15g、山萸肉 12g、鹿角胶（烊化）10g、龟甲胶（烊化）10g、菟丝子 20g、杜仲 20g、怀牛膝 15g、附子 10g、肉桂 6g、生牡蛎（先下）30g
	食物疗法	①鸡蛋荞麦面（《男女科药膳秘宝大全》）：鸡蛋 4 枚、荞麦面 200g，将鸡蛋打破放入面内，用砂锅研为老黄色，勿炒

生殖器结核的中医治疗方法	食物疗法	焦，研为细末，早晚每服 12g。本方具有清热解毒，活血化瘀，通经活络的功效。 ②萝卜炖羊肉（《养生食疗菜谱》）：白萝卜 1000g、羊肉 800g、葱、姜、味精、花椒、精盐适量，将羊肉及萝卜洗净切块，羊肉放锅内加入清水，中火烧，加入葱、姜、花椒，30 分钟后，移至小火上炖至将熟时，加萝卜炖熟，最后加盐、味精。本方具有益气血、补虚损之功
结语		生殖器结核的中医治疗以辨证治疗为主，可辅以食疗

145. 治疗生殖器结核应注意哪些事项

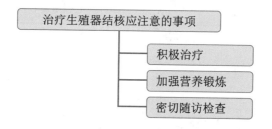

治疗生殖器结核应注意的事项	积极治疗	对于已患有结核的女性，不论是生殖器结核或是肺结核，无论病情轻重都应积极治疗。尤其轻症患者，难以肯定其病灶是否已静止或治愈，为防止日后患者一旦免疫功能下降，病情有发展可能；即使无明显症状，亦应晓以利害，说服其接受治疗
	加强营养锻炼	在治疗期间应注意加强饮食营养，以提高抗病能力。急性期者应卧床休息至少 3 个月，病变受到抑制后可以从事轻度活动，但也要注意休息，增加营养及富含维生素食物的摄入，夜间要有充足睡眠，精神须愉快。慢性期者可适当参加体育锻炼，增强体质
	密切随访检查	抗结核药物治疗后，需要有一个密切随访阶段，经过联合、适量、规律及全程治疗后，复发或播散至其他器官者极为罕见，疗程末尾近结束时，宜重复检查一次胸 X 线透视，尿结核菌培养及诊刮。在 2～3 年内每 6～12 个月重复检查一次
结语		生殖器结核应积极治疗，加强营养锻炼，密切随访检查

146. HPV 感染是否需要治疗，如何治疗

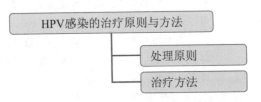

HPV 感染 的治疗原 则与方法	处理原则	如果仅仅是 HPV 阳性，没有任何病变，就可以不管它，因为自身可以清除，可以定期进行复查。如果它已经造成了局部增生性病变或宫颈病变，就必须及时治疗了。"活病不治毒"是对 HPV 感染目前的处理原则，即仅治疗 HPV 感染引起的病变，而不是治疗 HPV 感染本身，对未引起病变的 HPV 感染不需要治疗，正如大多数病毒引起的感冒不需要治疗一样
	治疗方法	对 HPV 引起的生殖道病变，主要的治疗方法包括物理消融（如激光、冷冻）、细胞毒药物（如鬼臼树脂）、光动力学治疗等。然而，这些方法都不能彻底消除病毒，未来的发展方向是疫苗和抗病毒药物的开发
结语		如果仅仅是 HPV 阳性，没有任何病变，就可以不管它，因为自身可以清除，可以定期进行复查。如果它已经造成了局部增生性病变或宫颈病变，就必须及时治疗了

预防与保健篇

147. 如何维护女性生殖健康

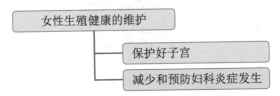

女性生殖健康的维护	保护好子宫	子宫是女性最重要的生殖器官之一，被誉为"胎儿的宫殿""月经的故乡""生命的摇篮"。然而，从子宫发育成熟，开始履行自己的繁重使命——形成并排出月经、生儿育女，直至衰老退居第二线，始终面临着各种伤、病的威胁。如何避免子宫受到伤害呢？必须最大限度地降低人工流产的发生率，反复人工流产，特别是两次人流之间相隔时间甚短，子宫难以承受，常会导致子宫感染或子宫损伤，如果再加之自己的卫生习惯不太好，或者是抵抗力差，就可能造成感染引起子宫内膜和输卵管的炎症，从而导致不孕不育
	减少和预防妇科炎症发生	要积极学习了解掌握妇科相关保健知识，关心自己，爱护自己。虽然女性的生理特点导致了妇科系统易受感染这种特殊性，但占世界人口近一半的女性并非人人得妇科炎症，且发达国家的发病率明显少于落后地区，这很好的说明了妇科炎症是可以避免和预防的
结语		妇女对生殖健康掌握良好的自我保护方法是非常必要的，它不仅关系到妇女自身的利益，也关系到计划生育、人口素质甚至整个经济社会的发展

148. 如何预防妇科炎症

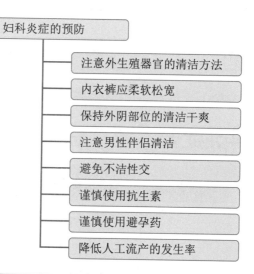

妇科炎症的预防		
	注意外生殖器官的清洁方法	外生殖器官瘙痒处应避免用过度搔抓、摩擦、热水洗烫等方式止痒，不用碱性强的肥皂洗浴，也不能用洗浴剂反复清洗外阴或冲洗阴道，避免引起阴道正常环境的改变，导致阴道正常菌群失调，从而破坏阴道酸性抗菌屏障；尽量不要滥用激素类外涂药物
	内衣裤应柔软宽松	内衣裤应柔软宽松，以透气的棉织品为好，避免羽绒、尼龙化纤及毛织品衣服贴身穿戴。内裤应经常更换清洗，不要将内裤与袜子一同洗涤
	保持外阴部位的清洁干爽	平时注意保持外阴部位的清洁干爽，特别是在月经期间更要注意这一点，不穿化纤内裤及紧身牛仔裤
妇科炎症的预防	注意男性伴侣清洁	男性伴侣平时洗澡时，应将包皮翻转，洗净包皮囊内的包皮垢，这是预防引起配偶炎症的最简单而又行之有效的办法
	避免不洁性交	避免不洁性交，经期性交、年龄过小性交及性伴侣过多等
	谨慎使用抗生素	避免长期、大量使用广谱抗生素，导致阴道正常菌群失调
	谨慎使用避孕药	如果长期口服避孕药而导致阴道炎反复发作的应停用避孕药，改用其他方法避孕

妇科炎症的预防	降低人工流产的发生率	最大限度地降低人工流产的发生率，特别是不可以反复人工流产，且两次人工流产之间相隔时间不能太短
结语		妇科炎症是女性最常见的疾病，必须及时治疗，但是最重要的还是预防

149. 妇科炎症要不要"忌口"

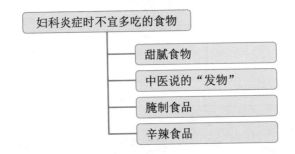

妇科炎症时不宜多吃的食物	甜腻食物	常吃甜腻食物会增加白带的分泌量，使体内的异物无法完全排出，这将为病菌的滋生提供温床，所以像果糖、巧克力、奶油蛋糕、雪糕等甜腻食物都不宜多吃
	中医说的"发物"	发物不利于妇科炎症的治疗，会加重炎症病情。在中医上，鸡肉、甲鱼、海带、海虾、螃蟹、鲫鱼等都属于发物
	腌制食品	腌制食品中含有大量的二甲基亚硝酸盐，它会在人体内发生反应并生成二甲基亚硝酸胺。二甲基亚硝酸胺是一种强致癌物质，它会导致妇科炎症症状加重或反复。所以像咸鱼、酸菜、泡菜等腌制食物都不宜多吃
	辛辣食品	辛辣食品刺激性强，容易使内循环紊乱、免疫系统工作受阻，从而加重妇科炎症的病情。常见的辛辣食物有生姜、白酒、芥末、辣椒、大葱、大蒜等
结语		患有妇科炎症在饮食方面应该适当禁忌，建议以上食物不宜在发病期间多吃

150. 妇科炎症患者如何注意衣食住行

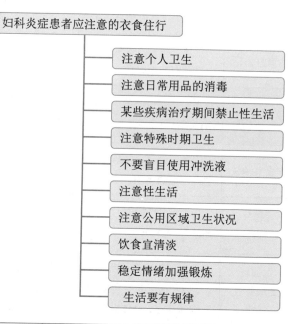

妇科炎症患者应注意的衣食住行	注意个人卫生	平时注意个人卫生，保持外阴清洁，每日至少清洗外阴一次，清洗时用温水，或用少量浴液。同房前双方注意清洗外阴，尤其是男方卫生习惯欠佳的
	注意日常用品的消毒	经常反复发作的外阴阴道炎的妇女，内裤及清洗用的毛巾等物品应煮沸5～10分钟以消灭病菌，并强调同时对性伴侣进行检查和治疗
	某些疾病治疗期间禁止性生活	如果是外阴阴道炎或由性传播的性疾病治疗期间，应该禁止性生活，一方面可以避免性交时的摩擦使阴道充血炎症加剧，另一方面可以防止交叉感染，形成恶性循环。如果一定要进行性生活，则必须使用具有防止感染性疾病传播作用的避孕套。否则，必须在治疗结束下次月经干净后复查，确定炎症治愈后方可恢复性生活
	注意特殊时期卫生	注意月经期、流产及产褥期的卫生，使用消毒的卫生用品，遵照医师规定的时间禁止性生活和盆浴，不宜过于劳累

妇科炎症患者应注意的衣食住行	不要盲目使用冲洗液	不要盲目使用冲洗液，女性阴道为酸性环境，有自净作用，长期用洗液清洗下身，会杀死对身体有益的阴道杆菌，使局部抵抗能力下降，增加感染机会
	注意性生活	注意性生活，要有固定的性伴侣，杜绝同时多个性伴侣。性生活要有节制，每3~4天性交1次较为合适
	注意公用区域卫生状况	尽可能避免使用卫生条件比较差的旅店、浴池等公共毛巾、浴巾及坐式马桶，以免消毒不严交叉感染某些病原体
	饮食宜清淡	饮食宜清淡，忌辛辣刺激，以免湿热或耗伤阴血。注意饮食营养，增强体质，以驱邪外出
	稳定情绪加强锻炼	阴道炎患者应稳定情绪，加强锻炼，增强体质提高自身免疫功能
	生活要有规律	生活要有规律，劳逸结合，不要使自己经常处于高度紧张状态，以免破坏自身免疫系统的抵抗力。因为妇女平时阴道内就有细菌存在，身体抵抗力强时，这些细菌并不致病，而当抵抗力下降时，就会发病
结语		得了妇科炎症，女性朋友在衣食住行方面需特别注意以上事项

151. 可以自行购药治疗妇科炎症吗

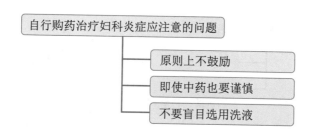

自行购药治疗妇科炎症应注意的问题	原则上不鼓励	原则上不鼓励自行购买药物进行治疗，应该先到医院就诊，做一些必要的辅助检查，以明确诊断，然后再进行有针对性治疗，这样治疗效果好，也不容易贻误病情
	即使中药也要谨慎	因为广告宣传的关系，加上传统医药深入人心，治疗妇科炎症的中成药大多"名声"很响，比如妇科千金片、花红片、金鸡胶囊，还有乌鸡白凤丸等。很多女性有了妇科炎症的症状，比如白带量多、颜色和气味异常、阴道口瘙痒等，习惯于马上求助于中成药治疗。但无论是慢性宫颈炎，还是阴道炎，首选的治疗皆不是中成药。妇科中成药大多具有清热解毒的作用，能起到较好的调理内分泌效果，可以调整女性的体质，但起效较慢、针对性不强，一般用作慢性妇科炎症的辅助治疗，不能作为首选治疗，否则引起炎症的病原体会趁机扩散、发展，从而耽误了病情
	不要盲目选用洗液	洗液是女性青睐的对抗阴道炎症的"武器"，不过，许多女性购买洗液时很盲目、也很随意，实际上购买洗液很有学问。首先，要认准洗液是健字号还是药字号，如是妇科炎症急性发作，建议选择药字号。第二，认准洗液的酸碱性，霉菌性阴道炎应该选用碱性洗液；滴虫性阴道炎，表现为阴道局部发痒、出现稀薄的、泡沫状白带，则应该选用酸性洗液，如醋酸洗必泰。第三，洗液使用时间别超过标准的疗程。其实清水才是最好的洗液，因为它不会破坏阴道的酸碱平衡
结语		妇科炎症是一种常见病、多发病，特别是慢性宫颈炎、阴道炎和慢性盆腔炎发病率较高，是累及我国八成以上的妇女的疾病，但懂得进行正确自我药疗的女性则是少之又少，于是就造成了很多用药的误区，给女性患者带来了很多后续问题。因此在自己购买药物进行治疗时应注意以上问题

152. 目前常用的妇科洗液有哪些

目前常用的妇科洗液

聚维酮碘溶液（如艾利克）、高锰酸钾溶液

中药外阴洗液：皮肤康洗液、甘霖洗剂、洁尔阴、妇炎洁、日舒安、妇科千金洗液等

| 目前常用的妇科洗液 | 聚维酮碘溶液（如艾利克）、高锰酸钾溶液 | （1）聚维酮碘是 1–乙烯基–2–吡咯烷酮均聚物与碘的复合物，抗菌谱广且作用持久，可杀灭细菌繁殖体、真菌以及呼吸道和肠道病毒。0.1%聚维酮碘溶液坐浴每日2次，每次15～30分钟，可用于阴道炎的预防和治疗。对碘过敏者慎用。
（2）高锰酸钾俗称灰锰氧，是一种强氧化剂，可以杀灭细菌，0.01%的高锰酸钾水溶液可以用于阴道冲洗；0.02%的水溶液用于坐浴，治疗白带过多；0.05%的水溶液清洗外阴，可预防泌尿系统感染，对于由葡萄球菌、链球菌、大肠埃希菌和变形杆菌等细菌感染引起的阴道炎和滴虫性阴道炎都可用，但对霉菌性阴道炎效果差 |
| | 中药外阴洗液 | （1）皮肤康洗液主要成分有金银花、蒲公英、蛇床子等，具有清热解毒、凉血除湿、杀虫止痒之功效。主治湿热下注所致阴痒，白带过多，具有很好的抗炎止痒作用。
（2）甘霖洗剂主要成分包括甘草、苦参、土槿皮、白藓皮、薄荷脑、冰片，辅料为乙醇、聚山梨酯80、甘油、苯甲酸钠（防腐剂）等，具有清热除湿、祛风止痒的功效。用于风湿热蕴肌肤所致皮肤瘙痒和下焦湿热导致的外阴瘙痒。
（3）洁尔阴洗液的主要成分为蛇床子、黄柏、苦参、金银花等，具有清热燥湿、杀虫止痒功效。主治妇女湿热带下，症见阴部瘙痒红肿，带下量多，色黄或如豆腐渣状，口苦口干，尿黄便结。适用于霉菌性、滴虫性及非特异性阴道炎。
（4）妇炎洁洗液的主要成分为苦参、百部、蛇床子等。本品可快速抑杀金黄色葡萄球菌、铜绿假单胞菌、霉菌等致病微生物。适合于细菌性、霉菌性、滴虫性及混合性妇科阴道感染。 |

目前常用的妇科洗液	中药外阴洗液	（5）日舒安洗液的主要成分为苦参、马鞭草、蒲公英、蛇床子、五倍子、百部、花椒、白矾等。本品清热燥湿止痒。用于女子外阴瘙痒。 （6）妇科千金洗液的主要成分为黄柏、蛇床子、苦参、百部、岗松、薄荷、冰片等中药，以及醋酸洗必泰、维生素E。本品属中西药结合，能迅速抑制金黄色葡萄球菌、白色念球菌、淋球菌、霉菌等致病微生物
结语		洗液是女性青睐的对抗阴道炎症的"武器"，不过，许多女性购买洗液时很盲目、也很随意，实际上购买洗液很有学问

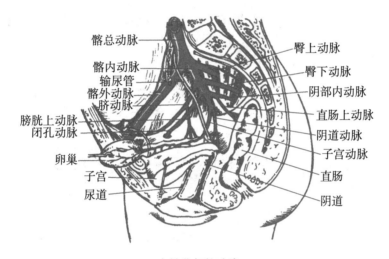

女性盆部的动脉

153. 妇科炎症对女性生育会有影响吗

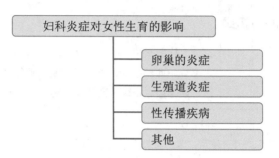

妇科炎症对女性生育的影响	卵巢的炎症	首先是卵巢的炎症，它可妨碍卵泡的成熟，炎性粘连可使白膜增厚，引起卵巢囊性病变，卵巢、子宫内膜异位症而引起巧克力囊肿，不但破坏卵巢组织，而且造成严重粘连
	生殖道炎症	生殖道炎症、感染、阑尾穿孔、盆腔炎、性病，尤其是长期慢性炎症伴急性发作，会损伤和破坏输卵管上皮，进而使输卵管管腔粘连与阻塞，伞部封闭
	性传播疾病	性传播疾病亦可引起输卵管炎、子宫内膜炎、盆腔炎，性传播疾病也可成为女性不孕的主要原因之一
	其他	由于病原菌、结核感染、流产、分娩、刮宫后感染等引起的子宫内膜炎、宫颈管感染、阴道炎等均可导致女性不孕
结语		各种妇科炎症，除了直接影响排卵功能外，还可直接影响输卵管、子宫的结构与功能，十分不利于精子的运输、授精和受精卵的着床；炎性反应的结果还可产生抗体，导致免疫性不孕不育

154. 哪些好的习惯可以预防外阴炎

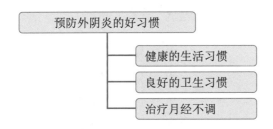

预防外阴炎的好习惯	健康的生活习惯	充足的睡眠，规律的饮食，多吃水果和蔬菜，适当的锻炼，缓解紧张和压力，这样可以增强体质有效抵制外来细菌和病原体的侵入
	良好的卫生习惯	在使用公用卫生设施时多加注意自我保护；平时穿宽松棉质内裤，尽量不使用不洁卫生巾和护垫，每日清洗外阴但尽量少冲洗阴道；及时更换内裤，清洗后的内裤宜阳光下暴晒
	治疗月经不调	阴道内的血液是细菌生长的最好温床，所以如果月经过多、时间过长，最好尽早接受调经治疗
结语		要防止外阴炎发生，必须养成良好的生活习惯

155. 如何预防阴道炎

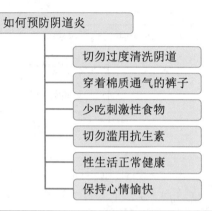

如何预防阴道炎		
	切勿过度清洗阴道	在正常的情况下，我们的阴道会自己保持酸碱值的平衡，尽量不要以清洁剂或是消毒药水清洁阴道，甚至过度刷洗，这样不仅可能破坏阴道环境的平衡，也有可能造成阴道伤害，所以平时只要以温水冲洗即可。另外，如果你觉得自己可能感染了阴道炎，也不要在看医师前，清洗阴道，以免将阴道中的原虫或是分泌物清洗掉，这样会让医师无法正确判断你所感染的菌种
如何预防阴道炎	穿着棉质通气的裤子	平时尽量穿着棉质通风的内外裤，保持干爽，平时如果分泌物不多的话尽量不要用卫生护垫，如果使用就一定要勤更换，以免滋生细菌
	少吃刺激性食物	正常情况之下，我们的天然免疫系统会自动去应付这些入侵的菌种，所以我们平时就要有健康均衡的饮食，少吃刺激性的食物，让免疫系统正常工作
	切勿滥用抗生素	使用抗生素一定要经过医师的同意并有处方，因为抗生素虽然可以杀死细菌，但是如果长期大量使用抗生素会导致阴道正常菌群失调而助长霉菌的滋生，所以千万不要滥用抗生素
	性生活正常健康	许多阴道炎的感染都是通过性行为传递的，如果性伴侣过多，就较难掌控是否感染的情况，所以只要性生活单纯，感染特定的阴道炎概率就会大大减少。每次夫妻生活前应搞好个人卫生，尤其不能忽略男方生殖器官的卫生。 避免在月经经期过夫妻生活，各种阴道手术后也应该遵照医师的建议确定可以开始有夫妻生活的时间
如何预防阴道炎	保持心情愉快	保持心情愉快也是一种增进免疫力的好方法，另外平常的生活作息也要正常，这样才能让免疫系统正常运作
结语		妇科炎症是女性最常见的疾病，必须及时治疗，但是最重要的还是预防，日常生活中我们可以通过各种方法增强抵抗病菌的能力，同时也可以改变不健康的生活方式来减少病菌入侵的机会

156. 为何阴道炎容易反复发作

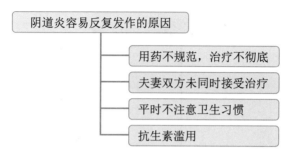

阴道炎容易反复发作的原因	用药不规范，治疗不彻底	一般阴道炎的治疗需要一定疗程，而瘙痒等症状的改善往往在用药后一两天就很明显，一些患者就此以为自己已经痊愈，而擅自停药，忽视医师关于坚持用药几天的嘱咐。还有一些患者不太在意用药后的复查，实际上，阴道炎一定要复查后才能确定是否治愈
	夫妻双方未同时接受治疗	有的是夫妻双方未同时接受治疗，女方通过性交将病原体传给丈夫，使丈夫成为带菌者，但男性方由于生理结构不同于女性，所以并不一定会有明显的症状，如果仅女方治疗，而男方不治疗，病菌通过性生活在男女之间反复"传递"，导致女方阴道炎复发
	平时不注意卫生习惯	人体自身就是某些病菌的携带者，如平时不注意卫生习惯，如大便后擦拭时总是由肛门向尿道方向擦，则可能将某些病菌带入阴道，造成复发。如内裤与袜子同时洗涤，使用卫生不标准的卫生巾或卫生纸，与别人共用洗浴盆等，造成病菌的交叉感染，导致复发
	抗生素滥用	经常使用抗生素，反复破坏阴道菌群间的制约关系，导致真菌生长旺盛，此类患者在服用抗生素的同时或应用抗生素治疗后，给予抗真菌的药物进行预防就很有意义
结语	阴道炎反复发作应注意发病原因，对因对症治疗	

157. 如何预防阴道炎反复发作

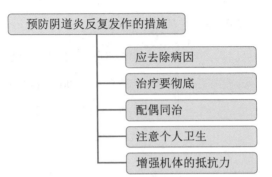

预防阴道炎反复发作的措施	应去除病因	应去除病因,对复发者应检查原因,比如是否有糖尿病,是否长期应用抗生素、雌激素或类固醇激素等药物,是否经常穿着紧身化纤内裤,局部药物的刺激等情况,应尽量控制或消除这些诱因
	治疗要彻底	在初次发病时治疗要彻底,要根据医师的要求正确用药,有些情况还需要巩固治疗,治疗不彻底是造成阴道炎复发和难治的原因之一,治疗痊愈的标准是 3 个周期月经后复查白带均正常
	配偶同治	外阴阴道炎往往是通过性传播的疾病,患病妇女的丈夫的包皮皱褶、尿道、前列腺中有病原体寄生,如单纯女方治疗,男方就会成为感染源而导致复发。如果同时使用避孕套可减少性伴侣间的相互感染。男方也要积极治疗自己的泌尿道感染
	注意个人卫生	注意个人卫生,保持外阴清洁、干燥,勤换内裤,外阴用具专人专用,用过的内裤、毛巾、面盆均应用开水烫洗;去公共场所如公共厕所、游泳池、浴室要注意预防交叉感染
	增强机体的抵抗力	增强机体的抵抗力,加强营养,锻炼身体,提高机体的免疫力,减少条件致病菌的发病机会
结语		针对阴道炎易复发的多种原因进行针对性治疗就可以大大减少复发的概率

158. 老年性阴道炎患者如何自我防护

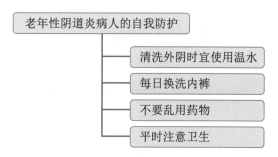

老年性阴道炎患者的自我防护	清洗外阴时宜使用温水	发生老年性阴道炎时不要因外阴瘙痒即用热水烫洗外阴，虽然这样做能暂时缓解外阴瘙痒，但会使外阴皮肤干燥粗糙，不久瘙痒会更明显。清洗外阴时宜使用温水
	每日换洗内裤	患病期间每日换洗内裤，选用纯棉布料的内裤而且要宽松舒适
	不要乱用药物	外阴出现不适时不要乱用药物。因为引起老年性阴道炎的细菌多为大肠埃希菌、葡萄球菌等杂菌，不像育龄期女性以霉菌性阴道炎、滴虫性阴道炎最多见，因此不要乱用治疗霉菌或滴虫的药物，更不要把外阴阴道炎当作外阴湿疹而乱用激素药膏，这样会适得其反
	平时注意卫生	平时注意卫生，减少患病机会。不要为了"消毒杀菌"就使用肥皂或各种药液清洗外阴。因为老年妇女的外阴皮肤一般干燥、萎缩，经常使用肥皂等刺激性强的清洁用品清洗外阴，会加重皮肤干燥，引起瘙痒，损伤外阴皮肤。清洗外阴时应用温开水，里面可以加少许食盐或食醋，或选用中性肥皂，选用的卫生纸应该带有"消准"字样。勤换洗内裤。自己的清洗盆具、毛巾不要与他人混用
结语		女性绝经后体内性激素水平显著降低，引起阴道内 pH 上升，阴道黏膜萎缩变薄，皱襞消失；且阴道内的弹性组织减少，阴道口豁开，阴道壁膨出，这些都会使阴道黏膜对病原体的抵抗力减弱，细菌容易造成感染，引起阴道炎症。因此，老年妇女在生活中要特别注意自我护理，讲究卫生，减少阴道感染的机会

159. 慢性宫颈糜烂物理治疗后需注意什么

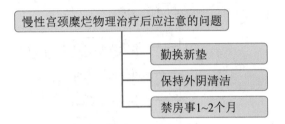

慢性宫颈糜烂物理治疗后应注意的问题	勤换新垫	在慢性宫颈炎治疗后的第二、三天，阴道有较多的血性或者黄水样分泌物排出。因此，白天可用全棉织品卫生垫，并且需勤换新垫；还可用温水清洗外阴，早晚各一次
	保持外阴清洁	最好穿全棉织品的内裤，并要勤换洗，以保持外阴清洁
	禁房事1~2个月	禁房事1~2个月，因为宫颈治疗后，表面有一层发炎的痂皮要脱落，新的组织在慢慢长出来，在组织修复过程中，如果进行性交，会使宫颈新的创面磨损甚至出血，影响疗效
结语		慢性宫颈糜烂是慢性宫颈炎最为常见的一种慢性妇科炎症，临床上以局部物理治疗为主，目的使糜烂面柱状上皮坏死，脱落后，为新生的鳞状上皮覆盖。可用下列方法：电熨、冷冻、激光、光疗等。物理治疗后应注意上述事项

160. 慢性宫颈炎如何自我保健

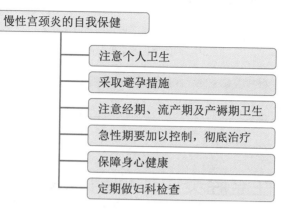

慢性宫颈炎的自我保健	注意个人卫生	平时应注意个人卫生，保持外阴清洁，常换内裤，内裤宜柔软，选用纯棉或丝织品，防止炎症发生。平素房事有度，避免房劳过度。注意性卫生，配偶要注意清除阴茎的包皮垢
	采取避孕措施	实行计划生育，采取避孕措施，尽量避免多次人流对宫颈的机械性损伤。同时妇科手术操作要严格无菌，防止医源性的感染、损伤。避免分娩时损伤宫颈，如发现宫颈裂伤应及时缝合，并使用抗生素
	注意经期、流产期及产褥期卫生	注意经期、流产期及产褥期卫生，经期、产后应严禁性交、盆浴，避免致病菌乘虚而入。在治疗慢性宫颈炎的过程中应禁止房事。经期停止局部上药
	急性期要加以控制，彻底治疗	宫颈炎的急性期要加以控制，彻底治疗，以防止转变为慢性宫颈炎。慢性宫颈炎，尤其是宫颈糜烂在治疗前应先做宫颈刮片，排除早期宫颈癌
	保障身心健康	注意锻炼身体，保证休息，适当注意营养卫生，多吃水果蔬菜及清淡食物，治疗期间要忌食辛辣、油腻之品。慢性宫颈炎病程长，治疗的时间也往往较长，要树立信心，主动配合治疗，保障身心健康

慢性宫颈炎的自我保健	定期做妇科检查	定期做妇科检查，发现宫颈炎症予以积极治疗，久治不愈者，必要时可接受手术治疗。手术治疗后，在创面尚未完全愈合期间（手术后 4～8 周）应避免盆浴、性交及阴道冲洗等。在手术后 1～2 个月内，于月经干净后定期到医院复查，以了解创面愈合情况及治疗效果，有的病情较重需要多次治疗才能彻底治愈
结语		慢性宫颈炎自我保健需要重点关注上述几个问题，对于彻底治愈有重要意义

161. 急性盆腔炎应如何自我保健

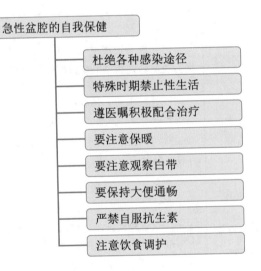

急性盆腔炎的自我保健	杜绝各种感染途径	杜绝各种感染途径，保持会阴部清洁、干燥，每晚用清水清洗外阴，做到专人专盆，切不可用手掏洗阴道内，也不可用热水、肥皂等洗外阴。盆腔炎时白带量多，质黏稠，所以要勤换内裤，不穿紧身、化纤质地内裤
	特殊时期禁止性生活	月经期、人流术后及上、取环等妇科手术后阴道有流血，一定要禁止性生活，禁止游泳、盆浴、洗桑推拿浴，要勤换卫生巾，因此时机体抵抗力下降，致病菌易趁机而入，造成感染

急性盆腔炎的自我保健	遵医嘱积极配合治疗	被诊为急性或亚急性盆腔炎患者，一定要遵医嘱积极配合治疗。患者一定要卧床休息或取半卧位，以利炎症局限化和分泌物的排出。慢性盆腔炎患者也不要过于劳累，做到劳逸结合，节制房事，以避免症状加重
	要注意保暖	发热患者在退热时一般出汗较多，要注意保暖，保持身体的干燥，出汗后应更换衣裤，避免吹空调或直吹对流风
	要注意观察白带	要注意观察白带的量、质、色、味。白带量多、色黄质稠、有臭秽味者，说明病情较重；如白带由黄转白（或浅黄），量由多变少，味趋于正常（微酸味）说明病情有所好转
	要保持大便通畅	急性或亚急性盆腔炎患者要保持大便通畅，并观察大便的性状。若见大便中带脓或有里急后重感，要立即到医院就诊，以防盆腔脓肿溃破肠壁，造成急性腹膜炎
	严禁自服抗生素	有些患者因患有慢性盆腔炎，稍感不适，就自服抗生素，长期服用可以出现阴道内菌群紊乱，而引起阴道分泌物增多，呈白色豆渣样白带，此时，应立即到医院就诊，排除霉菌性阴道炎
	注意饮食调护	盆腔炎患者要注意饮食调护，加强营养。发热期间宜食清淡易消化饮食，对高热伤津的患者可给予梨汁或苹果汁、西瓜汁等饮用，但不可冰镇后饮用。白带色黄、量多、质稠的患者中医辨证多属湿热证，宜忌食熏烤油腻、辛辣之物。小腹冷痛、怕凉，腰酸疼的患者，属寒凝气滞型，则在饮食上可服姜汤、红糖水、桂圆肉等温热性食物，烦热、腰病者多属肾阴虚，可食肉蛋类等血肉有情之品，以滋补强壮
结语		急性盆腔炎应做到上述几点以实现自我保健

162. 慢性盆腔炎应特别注意哪些问题

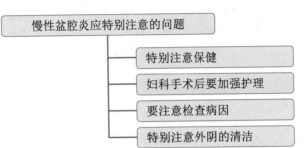

慢性盆腔炎应特别注意的问题	特别注意保健	女性罹患盆腔炎是很常见的，一旦发生，应该特别注意保健，在月经期要禁止房事，注意月经期及平时卫生
	妇科手术后要加强护理	人工流产、分娩及妇科手术后要加强护理，定期检查，同时注意营养，配合锻炼以增强体质
	要注意检查病因	要注意检查病因，也就是找出导致盆腔炎的病根，应该检查解脲支原体、沙眼衣原体等，如果有问题应及时治疗。需要说明的是，最好同时做药物敏感试验，然后选择药物，这样治疗更加对症，更加有效
	特别注意外阴的清洁	有了盆腔炎，要特别注意外阴的清洁，每天都应该进行外阴清洗和内衣裤更换，我们主张用温开水作为清洗液，因为经过煮沸后已经消毒了。另外还要注意清洗器具的选择，每个妇女都应该有专门洗下身的盆，这样可以避免其他的感染进入阴道。通常一天洗一次就可以了，最好大便完后也清洗一次。另外选择卫生巾要选质量好的卫生巾，男女同房前双方都应该清洗下身，防止发生生殖系统感染
结语		慢性盆腔炎应特别注意上述几点，才能争取早日康复

163. 如何预防慢性盆腔炎急性发作

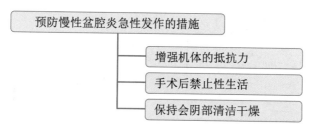

预防慢性盆腔炎急性发作的措施	增强机体的抵抗力	增强机体的抵抗力，锻炼身体，提高机体的免疫力，减少条件致病菌的发病机会
	手术后禁止性生活	月经期、人流术后及上环、取环等妇科手术后阴道有流血，一定要禁止性生活，禁止游泳、盆浴、桑拿浴，要勤换卫生巾。做好避孕工作，尽量减少人工流产等手术的机会
	保持会阴部清洁干燥	可在家进行下腹部热敷等温热治疗，并长期坚持。保持会阴部清洁、干燥。每晚用清水清洗外阴，做到专人专盆，切不可用手掏洗阴道内，也不可用热水、肥皂等洗外阴。盆腔炎时白带量多，质黏稠，所以要勤换内裤，不穿紧身、化纤质地内裤
结语		预防慢性盆腔炎急性发作是治疗慢性盆腔炎的关键，做到上述几点就能有效防止慢性盆腔炎急性发作

164. 避孕套可以预防性传播疾病吗

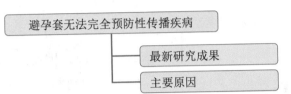

避孕套无法完全预防性传播疾病	最新研究成果	无可否认，避孕套在防止性病传播方面起到了巨大的作用，而人们一般会认为避孕套和安全套是一回事，只是叫法不同，但事实上，传统天然乳胶避孕套在阻断性传播疾病方面的效果，正受到越来越多研究结果的质疑。但将避孕套称为"安全套"并不科学。有机构研究结果显示，使用避孕套预防艾滋病、尖锐湿疣等性传播疾病的失败率仍然很高，因此避孕套不等于安全套。 《新英格兰医学杂志》报道避孕套预防艾滋病的失败率为16.7%，《英国社会科学医学杂志》报道避孕套预防性病的失败率高达31%。美国国立卫生研究院、疾病预防和控制中心组成的科学特别小组，研究了避孕套对艾滋病、淋病、衣原体、梅毒、软下疳、性病淋巴肉芽肿、生殖器疱疹和尖锐湿疣等9种性传播疾病的保护效果，发现目前广泛使用的避孕套不能彻底有效地防止任何一种性病传播
	主要原因	究其原因，主要有三点： ①艾滋病、人乳头状瘤等病毒远比精子小，避孕套能阻隔精子不一定能阻隔各种病毒。也就是说，乙肝病毒、尖锐湿疣病毒、艾滋病毒有可能穿透传统天然胶乳避孕套。 ②性病病毒可以通过多个途径侵入生殖器官黏膜、皮肤，精子则只有进入输卵管这条唯一通道。 ③怀孕受排卵时间的限制，而性病病毒感染不受任何时间限制
结语		因此科学专家指出：即使正确使用避孕套，感染性病的概率仍然很高。避免不洁性行为是防止性病传染的最有效方法

165. 怎样预防婴幼儿阴道炎

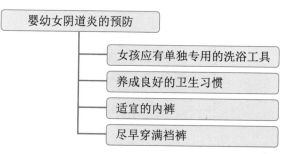

婴幼儿阴道炎的预防	女孩应有单独专用的洗浴工具	女孩应有单独专用的浴盆、浴巾，避免使用不洁坐厕，避免到无健康检查的公共游泳池游泳
	养成良好的卫生习惯	养成良好的卫生习惯，大便后从前向后揩擦，常剪指甲，勤洗会阴部及换洗内裤，饭前便后洗手。小儿肠道寄生虫要及时消灭
	适宜的内裤	最好不要给孩子穿尼龙、化纤内裤，内裤要细心清洗干净以免残留洗衣粉或肥皂
	尽早穿满裆裤	女孩要尽早穿满裆裤，避免外阴直接与外界接触，外出或坐地玩耍后要清洗屁股，一切预防措施都不可能确保万无一失。因此家长应经常观察检查女孩外阴，发现异常或孩子自诉不适，搔抓外阴时，一定要到医院妇科诊治，以免错失治疗良机
结语		为确保孩子健康成长，家有婴幼儿的父母必须牢记如上几条

166. 遵循哪些原则可以预防霉菌性阴道炎

```
┌─────────────────────────┐
│ 预防霉菌性阴道炎的原则 │
└─────────────────────────┘
       │
       ├──┌──────────────────────────────┐
       │  │ 去除引发霉菌性阴道炎的有关因素 │
       │  └──────────────────────────────┘
       │
       ├──┌──────────────┐
       │  │ 加强卫生保健 │
       │  └──────────────┘
       │
       └──┌──────────────┐
          │ 选择正规的医院 │
          └──────────────┘
```

预防霉菌性阴道炎的原则	去除引发霉菌性阴道炎的有关因素	妊娠期妇女务必加强孕期保健工作；患糖尿病的妇女应积极予以有效的治疗；避免长期、大量使用抗生素，尤其是广谱抗生素更应少用
	加强卫生保健	了解相关的卫生知识，注意外阴及阴道的清洁卫生。定期进行妇科普查、普治工作，以便早发现、早隔离和早治疗
	选择正规的医院	避免接触女性生殖器官的各种医疗器械因消毒不严造成交叉感染
结语		霉菌性阴道炎，系由白色念珠菌感染阴道所引起的炎症。许多患者往往由于阴道及外阴奇痒而坐立不安，而影响工作、学习和睡眠。为了保障妇女的身心健康，应当注意防治霉菌性阴道炎。采取一定的方法可以预防和减少发病的可能性

167. 哪些运动和饮食有益于预防妇科炎症

有益于预防妇科炎症的运动和饮食
  - 仰卧起坐运动
  - 富含营养的蛋类、鱼类、蔬菜和水果类食品

有益于预防妇科炎症的运动和饮食	仰卧起坐运动	仰卧起坐运动有益于锻炼腹肌，对女性预防妇科炎症效果好，晚上做运动的效果比早上做运动的效果要好，所以如果你想预防妇科病可以晚上做仰卧起坐，30 岁以下的女性以每分钟 40～50 个为宜；40 岁以下的女性以每分钟 30～40 个为宜；50 岁以下的女性以每分钟 30 个为宜
	富含营养的蛋类、鱼类、蔬菜和水果类食品	饮食上可以多吃一些富含营养的蛋类、鱼类、蔬菜和水果类食品，少吃油腻、甜腻、油炸的食物。每天喝几颗红枣泡的饮品会让你的脸色红润动人起来，在饮品中加入几颗玫瑰花茶，益气养血的功效就更好了
结语		女性在日常生活中应该养成积极锻炼身体的好习惯，时常锻炼身体，参加一些有益于身体健康的活动，增强体质，适当减轻压力，减少患病率

168. 性生活时应注意哪些性卫生

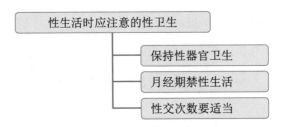

性生活时应注意的性卫生	保持性器官卫生	不论男女都应做到这点。每次性生活前，应当刷牙、漱口、洗脸、洗脚、洗外生殖器，有条件的最好洗澡。这样可以减少因为生殖器官不洁带来的感染，如生殖系炎症、泌尿系炎症以及宫颈癌等。性生活后也要清洗一下外生殖器官
	月经期禁性生活	经期子宫内膜剥脱，子宫腔内有新鲜创面，性交可能带入细菌，引起生殖器官炎症；而且经期盆腔充血，亦可使月经增多。此外，经期同房，发生子宫内膜异位症的概率也有所增加
	性交次数要适当	同一对夫妇在不同时期的性生活频度有一定差异。一般来说，新婚和青壮年次数多些，中年后次数有所下降，所以不必作什么硬性规定。但总的来说，应避免性生活造成疲劳、萎靡不振，也不能影响工作和学习。特别是身体不好或有慢性病者更应适当控制。双方应互相爱护和体谅
结语		性卫生主要包括身体和精神两个方面。性卫生做好了，才能保证家庭幸福美满，身体健康。因此，应予以十分重视

169. 哪些情况下应避免或减少性生活

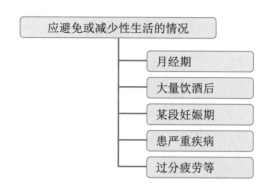

应避免或减少性生活的情况	月经期	月经期要避免性生活
	大量饮酒后	大量饮酒后应避免性生活。因大量饮酒后同房易引起阳痿或早泄。更重要的是由于酒精对人体有害，可引起各脏器的损伤，所以酒后同房对身体是不利的。另外酒精对女性卵子或男性精子都有不良影响
	某段妊娠期	妊娠期内头 3 个月进行性生活容易引起流产；妊娠末期容易引起早产和感染。因此在这些时间里应控制性生活。产褥期进行性生活可影响女性生殖器官的复原亦增加感染机会，因此应避免性生活
	患严重疾病	患严重心、肺、肝、肾等疾病时，应尽量减少或避免性生活，以免增加脏器负担
	过分疲劳等	过分疲劳、情绪忧郁、悲伤等情况时亦应尽量避免性生活
结语		为避免造成疾病或增加不必要的身心痛苦，上述情况下应当减少或避免性生活

170. 怎样维护老年女性健康的性生活

```
维护老年女性健康性生活的措施
    ├── 要坚持适当的性生活
    ├── 室外运动和床上活动相结合
    ├── 注意性生活的保护
    └── 适当补充女性雌激素
```

维护老年女性健康性生活的措施	要坚持适当的性生活	许多调查研究证明：没有性生活的老年妇女，要比同年龄的有性生活的妇女发生更大程度的阴道萎缩，如果每月能有一二次比较满意的有规律性的性交活动，不仅能使精力充沛，精神愉快，还能使激素分泌良好，有效促进血液循环和各方面新陈代谢，减少妇科炎症的发生
	室外运动和床上活动相结合	对于老年人来说，常去室外散步或运动，可促进健康，推迟衰老。床上活动也是轻松的运动之一，性的活动使骨盆、四肢、关节及肌肉和脊柱更多地得到锻炼，促进全身循环系统内的血液流动，使循环加速，对提高女性身体素质大有益处
	注意性生活的保护	由于老年妇女阴道黏膜菲薄，阴道内弹性组织减少，因此过性生活时有可能损伤阴道黏膜及黏膜内血管，使细菌乘机侵入。解决方法：一是可以在性生活前将阴道口涂少量油脂，以润滑阴道，减小摩擦；二是特别要注意女性生殖器官的卫生和保护
	适当补充女性雌激素	可根据医生建议适当补充女性雌激素，年纪大的老年人以少量外用为主
结语		人到老年，往往羞于言性，对于性生活中遇到的实际问题，许多人羞于启齿，无形中增添了一些烦恼和困扰。尤其是老年女性担心性生活会导致妇科炎症，特别是阴道炎，使其成为享受晚年"性"福的心理障碍

171. 如何预防新生儿尖锐湿疣

	新生儿尖锐湿疣的预防
	怀孕前及时治疗
	怀孕后采用物理疗法和药物治疗相结合的方法

新生儿尖锐湿疣的预防	怀孕前及时治疗	在怀孕前夫妻任何一方患有尖锐湿疣时，一定要及时治疗，彻底治疗，治愈后连续观察 6~8 个月，肯定无复发时才能怀孕
	怀孕后采用物理疗法和药物治疗相结合的方法	怀孕后才出现的尖锐湿疣应积极治疗。由于怀孕后母亲的生殖器官充血变软和某些治疗尖锐湿疣的药物会对胎儿影响，导致胎儿畸形，甚至死胎、流产。所以，对孕妇的尖锐湿疣进行治疗时要考虑治疗药物和方法的宜忌。一般多采用物理疗法和药物治疗相结合的方法来治疗
结语		孕妇得了尖锐湿疣，不仅给患者自己带来痛苦和不适，而且对以后经产道出生的新生儿带来不良后果，导致新生儿得尖锐湿疣